Schwangerschaftsvorsorge und Pränataldiagnostik

Jens Pagels

Schwangerschaftsvorsorge und Pränataldiagnostik

Untersuchungen, Risiken, Grenzen, Entscheidungshilfen

Mit Kommentaren von Professor Tobias Trappe

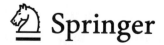 Springer

Jens Pagels
Krefeld, Deutschland

ISBN 978-3-662-64182-8   ISBN 978-3-662-64183-5   (eBook)
https://doi.org/10.1007/978-3-662-64183-5

Die Deutsche Nationalbibliothek verzeichnet diese Publikation in der Deutschen Nationalbibliografie;
detaillierte bibliografische Daten sind im Internet über http://dnb.d-nb.de abrufbar.

Copyright informations: https://stock.adobe.com/de/images/young-woman-showing-naked-big-belly-isolated-
on-gray-background-body-shape-emotional-loving-pregnancy-time-20-weeks-baby-expectation-love-happiness-
and-safety-concept-closeup-front-view/361962860

Planung/Lektorat: Ulrike Hartmann
Springer ist ein Imprint der eingetragenen Gesellschaft Springer-Verlag GmbH, DE und ist ein Teil von
Springer Nature.
Die Anschrift der Gesellschaft ist: Heidelberger Platz 3, 14197 Berlin, Germany

P.S. Zugunsten der besseren Lesbarkeit wird im Text in der Regel das generische Maskulinum bei der ärztlichen Berufsgruppe verwendet. Selbstverständlich sind damit aber auch alle Ärzt*Innen gemeint.

Vorwort

Schwanger zu sein soll ein schönes Ereignis sein. Es ist oftmals heiß ersehnt, immer mit tiefgreifenden Emotionen verbunden und zudem meistens der Beginn einer Veränderung der allgemeinen Lebenssituation. Schwanger zu sein sollte Anlass zu Freude sein. Freude, die man mit dem Partner, der Familie und mit Freunden teilt. In freudiger Erwartung sollte sich die Schwangere auf sich selbst konzentrieren können, auf ihr Baby im Bauch und auf die Geburt wie auch auf die Planungen für das künftige Leben.

Unweigerlich aber ist die Schwangerschaft immer aber auch mit Ängsten verbunden. Diese Ängste beziehen sich auf allgemeine Aspekte der Lebensplanung, ganz besonders aber auf die Möglichkeit, dass irgendetwas mit dem Baby oder mit dem eigenen Körper nicht stimmen könnte. Diese Befürchtung ist offensichtlich so tief verwurzelt und omnipräsent, dass Schwangere in aller Regel ein hohes Bedürfnis verspüren, zu jeder Zeit ganz genau über den Zustand der gesunden Entwicklung Bescheid zu wissen. Ein schwangerer Bauch aber bietet viel Raum für Befürchtungen, Sorgen und Ängste. Die Frau kann begrenzt hineinfühlen, sie kann sich möglicherweise auch in ungewohnte Wahrnehmungen hineinsteigern und sich durch diese verunsichern lassen. Der Bauch ist eben eine „Black Box", was sich nicht immer mit dem Wunsch nach Sicherheit verträgt.

Glücklicherweise hat sich aber die Geburtsmedizin seit den 90er-Jahren wunderbar entwickelt (und tut es auch heute noch mit zudem steigender Dynamik). Die Geburtsmedizin springt in die Bresche der Verunsicherung und lüftet den Schleier der reinen Intuition! Mit der Hilfe verschiedenster Methoden kann heute ein Baby während seiner Entwicklung zum Menschen überwacht, definiert, visualisiert, beobachtet und kartiert werden.

Damit wurde das Mysterium der Schwangerschaft und der Geburt entzaubert und Frau (wir) wissen immer, was am Ende herauskommt!

Ist dies aber wirklich so? Wissen wir wirklich alles über das Kind? Können wir die drohenden Probleme und die Gefahren alle erkennen und abwehren? Ist es nicht so, dass Wissenslücken bleiben? Ist es nicht vielleicht sogar so, dass Untersuchungen selbst auch ein Problem für sich darstellen können? Gibt es Nebenwirkungen? Wie ist die Sache mit der pränatalen Diagnostik einzuschätzen? Was bietet sie wirklich, und vor allem: Wo sind die Fallstricke?

Die moderne Geburtsmedizin wirft immer auch ethische Fragestellungen auf, weil sie ein elementares Ereignis in unserem Leben flankiert. Die Menschwerdung nämlich. Ganz besonders aber, wenn einmal wirklich etwas nicht in Ordnung ist, stellen sich deswegen sofort extrem schwierige Fragen nach dem weiteren Vorgehen. Diese Fragen berühren oftmals sehr vulnerable Punkte der Schwangerenseele und bedürfen einer besonders intensiven Erörterung. Idealerweise sollte bereits vor der Inanspruchnahme von pränataler Diagnostik überlegt werden, worin denn die Zielrichtung der diagnostischen Maßnahmen in der eigenen Schwangerschaft liegen könnte. Wie viel an Diagnostik ist denn gewünscht? Worauf soll verzichtet werden? Wie kann die positive Aussagekraft der speziellen Untersuchung gegen deren Risiko abgewogen werden? Des Weiteren ist besonders wichtig zu eruieren, welche Konsequenz denn ein auffälliges Ergebnis haben könnte. Oftmals mündet ein Befund nämlich rasch in der Frage nach einem Schwangerschaftsabbruch.

Das Thema der pränatalen Diagnostik ist sehr komplex und schwierig zu verstehen.

Um über das Für und Wider, das Ja und das Nein, das Warum und Wofür entscheiden zu können, bedarf es einer guten Information. Der Informationsfluss sollte vor, während und nach einer diagnostischen Maßnahme individuell an die Erfordernisse angepasst sein.

im August 2021   Jens Pagels

Inhaltsverzeichnis

1

Einleitung

Pränatale (vorgeburtliche) Diagnostik umfasst, entgegen der weitläufigen Auffassung, grundsätzlich alle Untersuchungen in der Schwangerschaft, welche dazu beitragen allgemeine und spezielle Risiken und Erkrankungen bei Mutter und Kind zu erkennen. Die Diagnostik ist die Grundlage für eine ggf. notwendige Interaktion, für weitere Überlegungen oder auch für eine Therapie. Das Feld der Pränataldiagnostik umfasst eine enorme Bandbreite von relevanten Erkrankungen und mehr oder weniger stark ausgeprägten Störungen der Schwangerschaft: Mütterliche eigene Grunderkrankungen, Risiken aus den mütterlichen Lebensumständen, mütterliche Infektionen, eine vorzeitige Wehentätigkeit, schwangerschaftsspezifische Komplikationen, fetale Erkrankungen, Chromosomenstörungen, sonstige Komplikationen in der vorgeburtlichen Entwicklung des Fetus und viele mehr.

Die „normale" Schwangerschaftsvorsorge beim behandelnden Frauenarzt und/oder der vorsorgenden Hebamme steht in Deutschland flächendeckend zur Verfügung und soll eine wichtige Filterfunktion erfüllen. Durch die im Vorsorgeprogramm etablierten Screeninguntersuchungen sollen Risiken und Fehlentwicklungen erkannt und ggf. einer weiteren Abklärung und Therapie zugeführt werden. Pränatale Diagnostik – verstanden im engeren Sinne – dient der speziellen, weiterführenden Abklärung der in der „normalen" Vorsorge „gefilterten" Schwangerschaften. Nach gestellter Indikation werden diese zur „eigentlichen" Pränataldiagnostik überwiesen und treffen auf ein professionelles, multidisziplinäres Team aus Gynäkologen mit spezieller Ausbildung, Neonatologen, Kinderkardiologen, Kinderchirurgen, Humangenetikern, Radiologen, Seelsorgern, Psychologen und Beratungsstellen. Dieses Team ist nach den Erfordernissen variabel zusammengesetzt, dient

© Der/die Autor(en), exklusiv lizenziert durch Springer-Verlag GmbH, DE, ein Teil von Springer Nature 2022
J. Pagels, *Schwangerschaftsvorsorge und Pränataldiagnostik,*
https://doi.org/10.1007/978-3-662-64183-5_1

der Bestätigung oder dem Ausschluss der Verdachtsdiagnose, führt spezielle diagnostische Schritte durch, versucht, eine Prognose bezüglich der weiteren Entwicklung der Schwangerschaft zu stellen, leitet ggf. Therapien ein und berät die Schwangere und deren Familie in allen Fragen.

Grundsätzlich dient die Pränataldiagnostik einem sehr guten Zweck: Wie in anderen Teilbereichen der Medizin soll mithilfe spezieller Maßnahmen ein Schaden von der Mutter, der Familie und dem Kind ferngehalten werden.

> Unter Pränataldiagnostik versteht man sehr spezifische Untersuchungen, die einen Schaden von Mutter und Kind abwehren sollen.

Bedingt durch den Wunsch nach mehr Sicherheit und den gleichzeitigen medizinischen Fortschritt in den letzten Jahren und Jahrzehnten befindet sich die Pränataldiagnostik deshalb im Aufwind und hat enorm an Bedeutung gewonnen. Erfolgsmeldungen bezüglich der diagnostischen Möglichkeiten haben die Erwartungshaltung der Mediziner selbst, vor allem aber die Erwartung der werdenden Eltern in den letzten Jahren enorm gesteigert. Im Kontext mit der hohen Emotionalität der Schwangerschaft scheinen die Grenzen des Sinnvollen und Machbaren zu verschwimmen. Der Wunsch nach dem perfekten Baby tritt in den Vordergrund. Im Spannungsfeld zwischen dieser Erwartungshaltung und dem wirklich Diagnostizierbaren haben sich parallel die sozialen Aspekte der Pränataldiagnostik entwickelt. Die Schwangerschaft und deren Ausgang hat an Schicksalhaftigkeit verloren und an Steuerbarkeit gewonnen. Erkrankungen, welche früher verborgen waren, können heute erkannt werden. Hierdurch stellt sich nicht nur die Frage nach der Behandelbarkeit von Erkrankungen, sondern auch die Frage nach der Konsequenz der Erkenntnisse. Im Rahmen der Pränataldiagnostik werden Eltern heute sehr schnell mit einer gesicherten oder vermuteten Erkrankung konfrontiert, was ein gravierendes Konfliktpotenzial birgt:

- Wie soll es mit der Schwangerschaft weitergehen?
- Welche Therapieoptionen stehen zur Verfügung?
- Kommt ein Abbruch der Schwangerschaft in Betracht?

Die Aufklärung über die Schwächen der diagnostischen Möglichkeiten aber bietet ein zusätzliches Spannungspotenzial: Viele krankhafte Zustände können trotz maximaler Anstrengung nicht erkannt werden. Sie bleiben im

Verborgenen. Gleichwohl wird vor, während oder nach einer Untersuchung über diese „diagnostischen Lücken" aufgeklärt, wodurch eine erhebliche Verunsicherung erwachsen kann. Nach weiterer Aufklärung über die medizinischen Risiken verschiedener Untersuchungen verstärkt sich die Verunsicherung häufig noch mehr. Nicht zuletzt aber hat in diesem Zusammenhang der Verunsicherung die aktuellere Rechtsprechung die Ängste des Mediziners vor dem „Übersehen" einer Erkrankung geschürt. Bedroht durch mögliche Schadensersatzklagen, werden mehr Untersuchungen angeboten und durchgeführt, die Indikationsstellung für eine Untersuchung wurde deutlich erweitert.

In medizinischen und gesellschaftlichen Kreisen werden der Sinn der pränatalen Diagnostik und die aus dieser erwachsenden Konsequenzen sehr kontrovers diskutiert. Ärzte, Interessensverbände, Betroffene, Kostenträger, die Kirchen und politische Parteien formulieren vielfältigste Auffassungen.

„Spannend wird's schon pränatal": Um die „eine" Wahrheit scheint es bei der pränatalen Diagnostik wohl nicht zu geben. Eher handelt es sich um ein sehr umstrittenes Thema. Aus diesem Grunde kann dieser Band zwar auch Fakten liefern, vielmehr aber kann und soll er zu einer kritischen Reflexion mit dem Materie einladen. Die Komplexität der Thematik kann in diesem Band lediglich verdeutlicht werden, viele wichtige Aspekte müssen aber leider unerwähnt bleiben. Am Ende der Ausführungen nehmen wir zur aktuellen Regelung bei Schwangerschaftsabbrüchen Stellung. Diese stellen eine häufige Konsequenz aus der pränatalen Diagnostik dar. Doch selbst über die Frage, ob die pränatale Diagnostik in den letzten Jahren zu einem Anstieg der Abbruchrate von Schwangerschaften geführt hat, streiten sich Kritiker und Befürworter.

2

Die „normale" Schwangerschaftsvorsorge

In Deutschland existiert ein gewachsenes, sehr gut organisiertes System der gesetzlichen Schwangerenvorsorge, das durch entsprechende Richtlinien und Leitlinien untermauert wird. Vom Beginn der Schwangerschaft bis zur Geburt und noch darüber hinaus bietet unser Gesundheitssystem eine sehr engmaschige Betreuung und Überwachung an. Diese ist zeitlich gestaffelt und orientiert sich an den spezifischen Gegebenheiten der physiologischen Schwangerschaftsentwicklung, aber auch an den Gefahren der Fehlentwicklung. Die „normale" Schwangerenvorsorge in Deutschland hat vor allem das Ziel, Gefahren und mögliche Komplikationen zu erkennen, einer weiteren Abklärung zuzuführen und zu behandeln. Die Vorsorgenden orientieren sich dabei an den Empfehlungen der Schwangerschaftsvorsorgerichtlinien und dokumentieren die anamnestischen Erhebungen und die Untersuchungsergebnisse im Mutterpass. Dieser wiederum wird damit zu einem ganz hervorragenden Instrument der Überwachung, weil weiterbehandelnde Ärzte oder auch Kliniken sehr schnell einen Überblick über den gesamten Schwangerschaftsverlauf erhalten können.

Im Wesentlichen übernehmen in Deutschland die Fachärztinnen und Fachärzte für Gynäkologie und Geburtshilfe die Aufgabe der Schwangerenvorsorge. Dies hat sich aus historischen Gründen entwickelt. Grundsätzlich kann eine Hebamme diese Tätigkeit ebenfalls übernehmen. Deren Befugnisse sind aber etwas eingeschränkt. Hebammen dürfen beispielsweise keine Ultraschallleistungen erbringen oder schwangere Frauen in ein Krankenhaus einweisen. Dies dürfen ausschließlich Ärzte tun.

Mit Kommentar von Professor Tobias Trappe

© Der/die Autor(en), exklusiv lizenziert durch Springer-Verlag GmbH, DE, ein Teil von Springer Nature 2022
J. Pagels, *Schwangerschaftsvorsorge und Pränataldiagnostik*,
https://doi.org/10.1007/978-3-662-64183-5_2

Hebammen und Ärzte haben professionsbedingt einen etwas unterschiedlichen Blickwinkel auf die Schwangerschaft. Dabei sehen Hebammen eher den gesunden, normalen Verlauf der Entwicklung und unterstützen an dieser Stelle, während Ärzte möglicherweise die potenziellen Fehlentwicklungen fokussieren. An dieser Schnittstelle ergeben sich manchmal auch Diskussionen, indem die unterschiedlichen Professionen zu unterschiedlichen Bewertungen kommen.

Frauen in Deutschland haben aber grundsätzlich die Möglichkeit, neben der ärztlichen Schwangerschaftsvorsorge auch gleichzeitig Hebammenhilfe in Anspruch zu nehmen. Dies tun dann auch viele Frauen. Es kommt dabei sogar immer häufiger vor und ist quasi schon ein Normalzustand, dass sich Hebammen und Ärzte Praxisräume teilen und sehr eng zusammenarbeiten.

Die „normale" Schwangerenvorsorge in Deutschland hat vor allem das Ziel, Gefahren und mögliche Komplikationen zu erkennen, einer weiteren Abklärung zuzuführen und zu behandeln. Die Vorsorgenden orientieren sich dabei an den Empfehlungen der Schwangerschaftsvorsorgerichtlinien und dokumentieren die anamnestischen Erhebungen und die Untersuchungsergebnisse im Mutterpass. Dieser wiederum wird damit zu einem ganz hervorragenden Instrument der Überwachung, weil weiterbehandelnde Ärzte oder auch Kliniken sehr schnell einen Überblick über den gesamten Schwangerschaftsverlauf erhalten können.

Vorsorgende Ärzte und Ärztinnen betreiben natürlich auch bereits in der Praxis eine suffiziente Pränataldiagnostik. Diese unterscheidet sich letztlich nur in Intensität und Methodik von der Tätigkeit des spezialisierten Pränataldiagnostikers.

Im weitesten Sinne zählen alle Untersuchungen in der Praxis zur pränataldiagnostischen Erhebung, weil – wie es das Wort schon sagt – vorgeburtlich begutachtet wird.

Frauenärzte in Niederlassung leisten aber auch teilweise durchaus sehr spezifische Untersuchungen und erfüllen damit eine sehr wichtige Filterfunktion. Hierauf basiert dann ein Stufenkonzept der eigentlichen Pränataldiagnostik, welches beinhaltet, dass auffällige Schwangerschaften ggf. der nächsten Abklärungsstufe zugeleitet werden.

Zu den ganz wesentlichen pränataldiagnostischen Schritten in der Praxis zählen neben der individuellen Anamnese auch die körperliche Untersuchung, das offene Ohr, spezifische Laboruntersuchungen, das CTG und natürlich die Ultraschalluntersuchung.

In der normalen Vorsorge sind insgesamt drei Ultraschalluntersuchungen an „strategischen" Zeitpunkten vorgesehen. Zu Beginn, im mittleren Teil und gegen Ende der Schwangerschaft beantworten die Untersuchungsgänge spezifische Fragestellungen. Diese orientieren sich an den physiologischen Gegebenheiten und möglichen typischen Zeitpunkten von Komplikationen. Diese Untersuchungen werden als Screening I bis II bezeichnet.

Zu den in der Praxis durchgeführten sehr spezifischen diagnostischen Schritten zählen

1. die Beratung nach dem Gendiagnostikgesetz,
2. das Ersttrimesterscreening (s. u.)
3. der NIPT (nichtinvasiver Pränataltest, s. u.),
4. das Organscreening (light).

Teilweise sind diese Untersuchungen (noch) nicht Teil der allgemeinen Vorsorgerichtlinien und werden deswegen als sogenannte Selbstzahlerleistung angeboten. Frauenärzte müssen jedoch in jedem Fall eine entsprechende Fachexpertise nachweisen können.

2.1 Ultraschalluntersuchung

Der Ultraschall gehört heutzutage zu der „normalen" Schwangerschaftsvorsorge. In Deutschland sind alle Frauenärzte und Frauenärztinnen geschult in dieser Untersuchungstechnik. Kaum eine Praxis ist nicht mit einem Ultraschallgerät ausgestattet. Dennoch kann dies selten vorkommen. Der entsprechende niedergelassene Frauenarzt wird seine Patientin dann aber zum Ultraschall an einen Kollegen verweisen müssen.

Viele Hebammen führen ebenfalls Vorsorgen durch. Meistens haben sie ärztliche Kooperationspartner, die dann „lediglich" die Ultraschalluntersuchung durchführen. Bei Komplikationen wird der Arzt aber regelhaft hinzugezogen. Im Übrigen kommt es auch vor, dass Allgemeinärzte Schwangerschaftsvorsorgen durchführen.

Die Schwangerenvorsorge beinhaltet ein Bündel von Vorsorgeuntersuchungen. Diese sollen aber nicht alle hier erörtert werden. Dieses Buch soll sich im Wesentlichen auf die Aufklärungsarbeit und den Ultraschall sowie auf Laboruntersuchungen beschränken.

Die Richtlinien zur Schwangerschaftsvorsorge werden im sogenannten Gemeinsamen Bundesausschuss „G-BA" besprochen, angepasst und festgelegt (www.g-ba.de). Der G-BA gibt auch den in Deutschland bekannten Mutterpass heraus, in den die Richtlinien Eingang finden. Im Ausschuss sitzen Fachvertreter der Frauenärzte und der Krankenkassen sowie Vertreter von anderen Fachgruppen. Diese beraten darüber, was medizinisch machbar, sinnvoll und finanzierbar ist. Zuletzt wurde der Mutterpass am 20.02.2020 modifiziert.

Bezüglich der Beratung in der Schwangerschaft beinhaltet der Mutterpass eine entsprechende Rubrik. Dort sind sieben Beratungspunkte aufgeführt, welche vom Frauenarzt gemeinsam mit der Schwangeren bearbeitet und entsprechend „abgehakt" werden sollten. Unter Punkt „C" steht dort: Risikoberatung! Dies ist sehr allgemein, denn Risiken sind aufseiten der Mutter, der Schwangerschaft, der Anamnese, des Kindes, der Lebensweise sehr vielfältig. Es ist nicht explizit aufgeführt, dass ein Frauenarzt über die genetischen Risiken oder die Risiken der pränataldiagnostischen Untersuchungen aufklären soll. Vielleicht ändert sich dies bald im Zuge des neuen Gendiagnostikgesetzes (s. u.). Allerdings klären die Frauenärzte bereits schon lange freiwillig oder auf Druck der allgemeinen Rechtsprechung auf.

Kommentar von Tobias Trappe

„Risiko" ist ein Leitwort der Pränataldiagnostik, aber auch ein Leitwort unserer Gegenwart insgesamt („Risikogesellschaft"). Der Begriff ist einerseits selbst „unsicher", weil alles andere als eindeutig: Was wir umgangssprachlich unter Risiko verstehen („Gefahr"), ist keineswegs identisch mit jenem Risiko, von dem im Rahmen mathematisch-statistischer Berechnungen die Rede ist (Produkt aus der Eintrittswahrscheinlichkeit eines Ereignisses und dem Ausmaß des Ereignisses). Andererseits ist der Begriff emotional hoch besetzt und löst eine Menge an unterschiedlichen Vorstellungen und Erwartungen aus: Wo von „Risiko" die Rede ist, ist auch schon gleich Angst im Spiel – und da reagieren die wenigstens von uns nüchtern, objektiv, gelassen (jeder Versicherungsmakler macht sich diesen Umstand zunutze!). Gleichzeitig suggeriert allein schon die „Berechnung" eines Risikos dessen Handhabbarkeit – genau das ist aber nur sehr bedingt der Fall. Wer sich auf den „Risikodiskurs" der Pränataldiagnostik einlässt, sollte wissen, was er oder sie da tut, und dass sich in der konkreten Situation eine Distanz zu den „Ergebnissen" von Risikoanalysen nur schwer, vielleicht gar nicht gewinnen lässt. Über Pränataldiagnostik sollte man sich daher möglichst früh informieren – in der „konkreten Situation", bei „unklaren" oder „auffälligen Befunden" ist es für die Eltern meistens nur noch eingeschränkt möglich, ein klares Bild vom Ganzen zu bekommen.

Unter Punkt „A" sind im Mutterpass 26 mögliche Risikopunkte aufgeführt, deren Vorliegen vom Untersucher (hier ist vom G-BA der Arzt gemeint) mit „ja" oder „nein" beantwortet werden sollte. Diese Risiken beziehen sich auf die Vorgeschichte, die allgemeine Anamnese und auf Befunde aus der ersten Vorsorgeuntersuchung. Am Ende dieser Auflistung steht mit roter Unterlegung: „Nach ärztlicher Bewertung des Kataloges A liegt bei der Erstuntersuchung ein Schwangerschaftsrisiko vor". Es existiert ein Kästchen zum Ankreuzen. An dieser Stelle sollen die zuvor angekreuzten Risiken also ärztlich bewertet werden. Falls der Arzt oder die Hebamme also gewisse Punkte als relevant erachten, könnten und sollen sie die Schwangerschaft grundsätzlich in die Risikokategorie einordnen, mit der Konsequenz einer engmaschigeren Betreuung und Überwachung oder sonstiger weiterer Maßnahmen. Unter Punkt „B" folgt dann eine zusätzliche Bewertung von Risiken, die sich im Verlauf der Schwangerschaft ergeben könnten. Das sind die Risiken Nr. 28 bis 52. Es versteht sich dann von selbst, dass auf diese Risikopunkte mit intensiverer Betreuung reagiert wird (Abb. 2.1).

Es hat sich etabliert, dass Schwangere über 34 Lebensjahre über das Risiko der Chromosomenstörung und die Möglichkeit der Fruchtwasseruntersuchung aufgeklärt werden. Dies ist aus rechtlichen Gründen für einen betreuenden Arzt sehr wichtig.

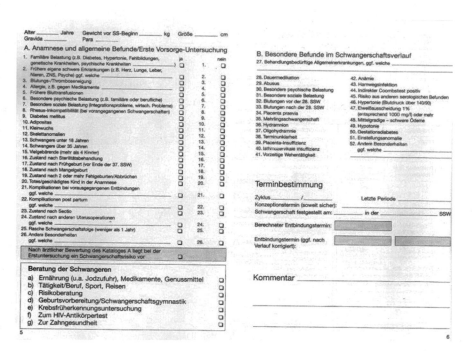

Abb. 2.1 Risikokatalog des Mutterpasses

Schwangere ab 35 Lebensjahren müssen aus rechtlichen Gründen vom betreuenden Frauenarzt über das Risiko der Chromosomenstörung und die Möglichkeit der weiteren Abklärung aufgeklärt werden.

Im Falle eines kindlichen Schadens muss der Arzt eine gewissenhafte Aufklärung über die Möglichkeiten und Grenzen, sowie die Gefahren von Untersuchungen nachweisen können. Bei einer mangelhaften Aufklärung könnte er belangt werden.

Viele Ärzte erwähnen auch, dass die durchgeführten Ultraschalluntersuchungen einen eher orientierenden Charakter haben und keineswegs mit den Möglichkeiten der speziellen pränatalen Diagnostik zu verwechseln sind. Dies ist tatsächlich auch so. Nur mit einer speziellen (teuren) Ausbildung kann man die Zulassung zur Pränataldiagnostik erhalten. Nur mit dieser Zulassung kann man die Untersuchungen auch abrechnen. Und nur, wenn die Untersuchungen mit den Krankenkassen abgerechnet werden können, kann sich der Arzt in der Regel das extrem teure Ultraschallgerät leisten, welches er für die Durchführung benötigt.

Viele Frauenärzte/Frauenärztinnen überweisen die Schwangeren bei Risiken zur humangenetischen Beratung, zur psychosozialen Beratung und/ oder an ein Ultraschallzentrum. Ohne das Vorliegen entsprechender Risiken geschieht dies nicht. Und es ist in unserem System auch nicht so vorgesehen.

Grundsätzlich ist die Schwangerschaftsvorsorge in Deutschland sehr gut geregelt und hat eine hohe Qualität. Gemessen an der offiziellen Perinatalstatistik, welche seit Jahrzehnten unter Berücksichtigung gewisser Qualitätsindikatoren erstellt wird, hat Deutschland in puncto Sicherheit einen wirklich hohen Standard. Schon aus Kapazitätsgründen und aus Kostengründen ist eine generelle Bereitstellung der maximalen diagnostischen Möglichkeiten für alle aber nicht machbar.

Viele Eltern haben den Wunsch, auch ohne das Vorliegen medizinischer Gründe die „Maximalmedizin" in Anspruch zu nehmen, und sehen die Rationalisierung der Ressource kritisch. Manche Schwangeren versuchen dann, aus der „normalen" Vorsorge auszuscheren, indem sie die Untersuchung beim Spezialisten „zukaufen". Sie erhoffen sich dadurch ein Stück mehr Sicherheit für sich und ihr Kind. Dies kann ein Trugschluss sein, der mehr zu einer Verunsicherung als zur angestrebten Sicherheit führt. Frauenärzte und andere an der Schwangerschaft beteiligte Professionen, beispielsweise die Hebammen, wissen dies. Insofern raten diese manchmal bereits vor dem Erstkontakt zum Diagnostiker zu einem Termin in der Schwangerschaftskonfliktberatung. Man hat nämlich die Hoffnung, dass ein Beratungstermin gerade diesen Frauen helfen wird zu ergründen, ob sie das

Mehr an Diagnostik wirklich brauchen und wollen. Möglicherweise sehen sie dann den Wunsch nach Vorstellung am „Diagnostikzentrum" etwas differenzierter.

In der normalen Vorsorge sind drei Ultraschalluntersuchungen vorgesehen. Wenn mehr davon gewünscht werden, können diese einzeln oder im Paket „zugekauft" werden – so zumindest die gängige Praxis beim Frauenarzt.

Die Untersuchungen sind

- zwischen der 9. und 12. SSW (I. Screening),
- zwischen der 19. und 22. SSW (II. Screening) und
- zwischen der 29. und 32. SSW (III. Screening) eingeplant.

Dies macht üblicherweise Sinn. Diese Festlegung resultiert im Kompromiss aus der Machbarkeit, den Sicherheitsaspekten und der Finanzierbarkeit.

2.1.1 I. Screening zwischen der 9. und 12. SSW

In der Frühschwangerschaft muss der vermeintliche Geburtstermin festgelegt werden. Hierzu wird die Länge des Kindes sonografisch gemessen (näheres dazu im Kapitel Frühestultraschall). Bei dieser Gelegenheit erkennt der Untersucher natürlich, ob sich die Schwangerschaft innerhalb der Gebärmutter befindet oder ggf. eine Eileiterschwangerschaft vorliegen könnte. Letzteres ist extrem wichtig, weil diese natürlich für eine Frau gefährlich werden würde. Wenn sich der Embryo innerhalb der Gebärmutter befindet, kann in einer derart frühen Entwicklungsphase natürlich noch nicht viel über die Gesundheit des werdenden Kindes ausgesagt werden. Es können lediglich die äußeren Körperumrisse sowie die Herzaktion beurteilt werden. Bei Mehrlingen ist das Hauptaugenmerk auf die Anzahl der Fruchthöhlen und der Plazenten zu richten. Dies ist in der Frühschwangerschaft von entscheidender Bedeutung.

Bei Verdacht auf eine frühe Störung der Schwangerschaft ist häufig die Vorstellung an einem Zentrum vorgesehen.

2.1.2 II. Screening zwischen der 19. und 22. SSW

Diese Untersuchung wird um die 20. SSW durchgeführt. Die Organe des Kindes sind weitgehend angelegt, das Kindsgewicht liegt bereits bei etwa 250 g. Bezüglich der anatomischen Entwicklung des Kindes sind die Ultraschallbedingungen in aller Regel optimal.

Beim II. Screening der normalen Schwangerschaftsvorsorge geht es in erster Linie um die Feststellung der zeitgerechten Entwicklung des Fetus (Lebenszeichen? Wachstum?). Allerdings soll hier schon auch etwas genauer hingesehen werden. Es wird zwar in der normalen Schwangerenvorsorge keine dezidierte Organuntersuchung verlangt, aber eine grobe Beurteilung! Dies implizieren auch die Fragen im Mutterpass nach der Fruchtwassermenge, der körperlichen Entwicklung, des Körperumrisses und bestimmten fetalen Strukturen. Diesbezüglich gibt es im Mutterpass „Kästchen" zum Ankreuzen.

Damit soll sichergestellt werden, dass schwere Fehlbildungen möglichst häufig vom Frauenarzt erkannt werden. Da die Beurteilung des fetalen Herzens sicherlich recht schwierig ist, wurde sie gleich ganz aus dem Fragenkatalog herausgehalten. Es wird lediglich nach der Herztätigkeit gefragt. Der Frauenarzt/die Frauenärztin wird das Gewicht des Kindes, ggf. auch die Länge anhand von bestimmten Messparametern abschätzen, die Plazenta, die Fruchtwassermenge und die Lage des Kindes begutachten. Die Füllung des Magens und der Harnblase sollte geprüft werden. Es sollte auf grobe, strukturelle Abweichungen vom normalen körperlichen Erscheinungsbild im Köpfchen, Brustraum, Bauchraum und an den Extremitäten geachtet werden.

Bei Verdacht auf Störungen sollte an ein Zentrum für Pränataldiagnostik überwiesen werden.

> Beim II. Screening wird besonders auf körperliche Auffälligkeiten beim Fetus geachtet.

2.1.3 III. Screening zwischen der 29. und 32. SSW

Beim III. Screening geht es im Wesentlichen um die Feststellung von Lage und Größe des Babys. Außerdem wird untersucht, ob die Versorgung des Kindes normal ist.

Die Ultraschallbedingungen sind zum Zeitpunkt dieser Untersuchung zwar schon deutlich schlechter geworden. Dennoch ist es nun vor allem gut möglich, den Vitalzustand des Kindes abzuschätzen. Gemeinsam mit der CTG-Untersuchung erhält der Vorsorgende einen sehr sicheren Überblick über das Wohlbefinden oder mögliche Mangelzustände des Ungeborenen.

Allerdings gibt es auch diagnostische Lücken. Die Doppleruntersuchung (Messung der Blutströme) beispielsweise ist zur Überprüfung der „Sauerstoffversorgung" des Kindes gut geeignet, findet in der Routine aber keinen Eingang in den Untersuchungskatalog. Oftmals ist die Durchführung zwar auch nicht nötig, jedoch vertreten viele Frauenärzte die Meinung, dass die Dopplersonografie aus Gründen der Sicherheit in sehr vielen Fällen zur Anwendung kommen sollte (s. auch Organultraschall um die 20. SSW und Ultraschall in der späteren Schwangerschaft). Die Indikation, in Abwägung von Risiken und Aussagekraft, kann und sollte nach Meinung vieler Experten großzügiger gestellt werden, als dies offiziell vorgesehen ist. Eine relativ häufig vorkommende Komplikation in der Schwangerschaft ist nämlich beispielsweise die sogenannte Plazentainsuffizienz (Verlust der Versorgungsfunktion der Plazenta). Diese Komplikation kann vor allem mithilfe der Doppleruntersuchung ausgeschlossen werden. Aufgrund dieser Tatsache wird heute in den meisten Arztpraxen eine Doppleruntersuchung durchgeführt, auch wenn diese eigentlich nicht offiziell gefordert ist.

Natürlich könnte bei einer gröber orientierenden Ultraschalluntersuchung in der normalen Vorsorge eine Schwangerschaft durch das Sicherheitsnetz fallen, indem Fehlentwicklungen nicht erkannt werden. Dies geschieht aber sehr selten. Außerdem ist man auch beim Spezialisten davor nicht immer gefeit (s. u.).

> Beim III. Screening geht es um die Überprüfung von Faktoren, die für die Geburt relevant sind.

Kommentar von Tobias Trappe

Vorsorge, Sicherheit, Maximalmedizin – alle drei gehören zusammen. Vorsorge ist zunächst einmal eine ganz natürliche Reaktion auf das Gefühl drohender Gefahr. Im Kontext der Schwangerschaft potenziert sich dieses Bedürfnis schnell angesichts der großen Verletzlichkeit des Kindes einerseits und der in der Regel ja extrem hohen Hoffnungen, die sich an ein Kind aus Sicht der Eltern knüpfen. Diese Haltung intensiviert sich für viele Eltern angesichts der Tatsache, dass Schwangerschaft heute immer stärker das Resultat eines oft jahrelangen Reflexionsprozesses ist, bei dem immer wieder neu die vielen Aspekte abgewogen werden, die für oder gegen ein Kind sprechen: Ist die Beziehung stabil genug? Sind wir wirklich „reif" dazu? Passt ein Kind in die eigene Lebens- und Berufsplanung? Kinder werden auf diese Weise ja heute oft zu echten „Kopfgeburten" (E. Beck-Gernsheim). Schon dadurch verlieren Schwangerschaft und Elternschaft viel von ihrer natürlichen Selbstverständlichkeit: Sie werden zu einem planungs- und steuerungsbedürftigen Problem.

Man muss das nicht gleich alles kritisieren – die bewusste, wohlüberlegte Entscheidung für ein Kind vkann Ausdruck echter Verantwortung sein. Aber diese Haltung verstärkt im Rahmen der Pränataldiagnostik eine Tendenz, die zur Vorsorge generell gehört: Nämlich die Suche nach „maximaler" Sicherheit. Abgesehen von dem Kreislauf an Untersuchungen etc., auf den man sich im Rahmen von „präventiven" Maßnahmen einlässt, entsteht ein ganz eigenes Problem: Denn Sorge wird schnell innerlich haltlos („bohrend") und hinterfragt jedes gewonnene Ergebnis durch neue Befürchtungen. Sorge nimmt Züge von Misstrauen an, zu dessen Wesen es gehört, nicht falsifizierbar zu sein: Immer gibt es Raum für einen neuen Verdacht. Deswegen ist Vertrauen so wichtig: Vertrauen gegenüber den Menschen, die in diese „Vorsorge" eingebunden sind (vor allem natürlich Ärzte und Hebammen), Vertrauen aber auch und erneut in sich selbst. Vielleicht sogar: in die beglückende, immer wieder erstaunliche, faszinierende „Sicherheit", mit der sich das Kind entwickelt – in welche Richtung auch immer. Das für die gesamte Elternschaft ebenso wichtige wie immer weniger selbstverständliche Vertrauen zum Kind beginnt also möglicherweise schon viel, viel früher, als man vielleicht denkt.

3

Worauf zielt die „spezielle" pränatale Diagnostik ab?

Die spezielle pränatale Diagnostik hat unterschiedlichste Aufgaben, die sich an potenziellen Störfaktoren der physiologischen Schwangerschaftsentwicklung orientieren. Diese Störfaktoren können prinzipiell die Schwangere selbst betreffen (allgemeine oder schwangerschaftspezifische Erkrankungen). Sie können aber auch aufseiten des Fetus liegen (Fehlbildungen, genetische oder chromosomale Störungen) oder die Mutter-Kind-Einheit tangieren (plazentare Funktionsstörung). Unterschiedlichste, teils sehr seltene Störungen überschneiden sich gegenseitig, bedingen und verkomplizieren sich dabei möglicherweise. Damit ist das Tätigkeitsfeld der pränatalen Diagnostik extrem vielfältig und kann von der Profession der Gynäkologen allein nicht abgedeckt werden. Immer müssen spezialisierte Pränataldiagnostiker deshalb in einem multiprofessionellen Team vernetzt sein. Dieses Kapitel beleuchtet aber insbesondere die Probleme bei der Abgrenzung der genetischen/chromosomalen Erkrankungen des Fetus zu den körperlichen Fehlbildungen des Fetus.

Das multiprofessionelle Team besteht beispielsweise zudem aus

- Kinderärztinnen bzw. Kinderärzten,
- Kinderkardiologinnen und Kinderkardiologen,
- Humangenetikerinnen und Humangenetikern,
- Labormedizinerinnen und Labormedizinern,
- Kinderchirurginnen und Kinderchirurgen,
- Psychologinnen und Psychologen,
- Beraterinnen und Beratern, z. B. Schwangerschaftskonfliktberatung.

© Der/die Autor(en), exklusiv lizenziert durch Springer-Verlag GmbH, DE, ein Teil von Springer Nature 2022
J. Pagels, *Schwangerschaftsvorsorge und Pränataldiagnostik,*
https://doi.org/10.1007/978-3-662-64183-5_3

Jeder auffällige Befund in der Schwangerschaft führt sofort zu einer emotionalen Alarmierung der schwangeren Frau. Vor dem Hintergrund der teils sehr komplexen, manchmal auch nicht risikolosen Abklärung, vielleicht auch in Anbetracht einer vitalen Gefährdung, besteht ein riesiger Bedarf an Information und Aufklärung. Dies zu leisten ist deswegen ein ganz wichtiger Auftrag an die pränatale Diagnostik.

Relevante Störungen in der Entwicklung des Kindes können in der rein körperlichen Entwicklung des Fetus, auf der Ebene der Chromosomen oder der Gene oder in der Einheit von Mutter und Kind begründet sein. Es ist Aufgabe des Pränataldiagnostikers, mittels Ultraschall Hinweise auf Fehlbildungen zu erhalten, diese möglichst genau darzustellen und zu klassifizieren, damit in der Folge prognostische Aussagen bezüglich einer späteren, postnatalen (nach der Geburt) Therapie gemacht werden können. Des Weiteren soll die Funktionalität der Mutter-Kind-Einheit überprüft werden, um bedrohliche Störungen in diesem Bereich möglichst früh zu erkennen. Die Erbanlagen können natürlich aber grundsätzlich nicht mit der recht risikoarmen Ultraschalluntersuchung dargestellt werden. Sollte es notwendig oder gewünscht sein, dass die Chromosomen genauer untersucht werden, dann ist es manchmal erforderlich, die fetalen Zellen, welche die Chromosomen enthalten, selbst und unmittelbar zu analysieren. Die kindlichen Zellen gewinnt man aus dem Fruchtwasser, aus der Plazenta oder aus dem Blut des Ungeborenen durch entsprechende Punktionen. Punktionen stellen aber natürlich ein deutlich erhöhtes medizinisches Risiko dar als eine Ultraschalluntersuchung.

Mittels des Ultraschalles kann also keine direkte genetische Untersuchung durchgeführt werden, es können jedoch Hinweise auf das Vorliegen einer Chromosomenstörung gewonnen werden. Körperliche Fehlbildungen selbst, körperliche Stigmata (bestimmte Auffälligkeiten im Ultraschall) und die sogenannten „Marker" (siehe „Markerscreening") können in einer Erbgutschädigung begründet sein. Im Umkehrschluss bedeutet dies: Liegt eine Chromosomenstörung vor, steigt die Wahrscheinlichkeit für das Vorliegen von körperlichen Auffälligkeiten. In einem solchen Verdachtsfall wird einer Schwangeren nach dem Ultraschall eine genetische Untersuchung angeboten werden.

Seit wenigen Jahren hat sich ein völlig neuartiger Test etabliert, welcher bei Risikoschwangerschaften sehr bald Eingang in die Routinevorsorge finden wird. Bei diesem Test kann nach Hinweisen für bestimmte Chromosomenstörungen beim Fetus im mütterlichen Blut gefahndet werden. Eine recht simple Blutentnahme bei der Mutter gibt Aufschluss über die

Chromosomen des Kindes. Dabei werden die sonst üblichen Punktions-
risiken vermieden. Diese nichtinvasive Methode der „genetischen Untersuchung" wird NIPT (nichtinvasiver Pränataltest) genannt. Vor der nun
unmittelbar bevorstehenden Übernahme in die (bezahlte) Regelversorgung
durch die Krankenkassen haben diese Tests zu massiven Diskussionen
geführt. Befürworter haben die Minimierung des Untersuchungsrisikos
gelobt (gegenüber der Punktion), Gegner befürchten vor allem, dass NIPT
ein Mittel zur pränatalen Selektion darstellen. Genaueres hierzu ist im
Kap. 4 unter „NIPT (Geniale Innovation oder Teufelswerk?)" beschrieben.

> Bei der speziellen Pränataldiagnostik geht es um eine möglichst feine und
> dezidierte Überprüfung von Erkrankungen. Es handelt sich nicht um ein all-
> gemeines Screening, sondern um eine Untersuchung von Verdachtsfällen.

3.1 Welche weiteren Aufgaben hat der Pränataldiagnostiker und sein Team?

Die wichtigste Aufgabe, neben der eigentlichen Untersuchung, ist die Aufklärung und Information. Diese beginnt bereits, bevor sich die Schwangere
auf die Ultraschallliege begibt. An dieser Stelle hat der Untersucher – per
Gesetz – über die Möglichkeiten und Risiken der Untersuchung zu
berichten. Inhalt dieses Gespräches sollen die einzelnen diagnostischen
Schritte mit ihren Komplikationsmöglichkeiten, Vor- und Nachteilen und
deren Stärken und Schwächen sein. Oftmals erhält die Schwangere entsprechendes schriftliches Informationsmaterial, welches sie vor der Untersuchung lesen sollte. Während und nach einer Untersuchung folgen weitere
allgemeine, aber auch spezielle Informationen. Diese beinhalten beispielsweise Auffälligkeiten bei der Untersuchung, Besonderheiten des Kindes und
natürlich die Beschreibung dessen, was auf den Monitoren zu sehen ist. Teilweise werden Untersuchungsergebnisse zur statistischen Berechnung des
individuellen Trisomie 21-Risikos oder anderer Chromosomenstörungen
verwendet. In diesem Zusammenhang sollte natürlich die Methode der
Berechnung selbst, aber auch die Bedeutung der Statistik genau erläutert
werden.

In seiner Beratungstätigkeit ist der Pränataldiagnostiker nicht allein.
Staatliche und private sowie kirchliche Beratungsstellen stehen bereit, um
im psychosozialen Kontext mit der pränatalen Diagnostik entsprechende

dezidierte Informationen und Hilfestellungen zu geben. Des Weiteren wird sehr häufig auch eine Beratung durch einen Facharzt für Humangenetik angeboten (genetische Beratung). Der Schwerpunkt diese Beratung liegt wahrscheinlich deutlich mehr in der medizinischen Information, während die psychosoziale Beratung durch Beratungsstellen eher im Kontext der Entscheidungs- und Lebenshilfe zu sehen ist. In sehr vielen Fällen macht es durchaus großen Sinn, wenn eine derartige und breite Information vor einer Untersuchung stattfindet.

Im Falle einer tatsächlich vorliegenden Störung der Schwangerschaft übernimmt der Pränataldiagnostiker eine Lotsenfunktion. Gemeinsam mit Fachkollegen, beispielsweise mit Kinderkardiologen, Kinderchirurgen, Neurochirurgen, Kinderärzten und anderen, soll die Störung möglichst dezidiert begutachtet werden, damit eine Planung der Geburt und der nachgeburtlichen Phase erfolgen kann. Weitere Kontrollen erfolgen dann bedarfsabhängig durch das relevante Behandlungsteam. Unter Umständen werden für spezielle Erkrankungen weitere pränataldiagnostische Zentren involviert, deren Schwerpunkt in der Behandlung und Überwachung eben dieser besonderen kindlichen Erkrankung liegt. Nicht immer ist der Untersucher mit einer entsprechenden geburtshilflichen Einrichtung assoziiert. Allerdings ist das Netzwerk der pränataldiagnostischen Zentren und der Perinatalzentren sehr gut ausgebaut, sodass Kooperationen auch über große Entfernungen bestehen.

In sehr schwierigen Fällen stehen im Team natürlich auch Psychologen und Seelsorger bereit. Diese leisten entscheidende Hilfe bei der Bewältigung der teils sehr traurigen und dramatischen Ereignisse.

> Die Beratung und die multiprofessionelle Behandlung in einem vernetzten Team von Spezialisten ist ein extrem wichtiger Bestandteil der speziellen Pränataldiagnostik.

3.2 Vielfältige Probleme bei der Pränataldiagnostik

Als die ersten Ultraschallgeräte entwickelt wurden, musste zunächst viel Pionierarbeit geleistet werden. Diese Geräte waren kaum für den alltäglichen Gebrauch verwendbar. Die Technik hat sich seither aber rasend entwickelt. Noch früher, vor der Ultraschall-Ära, gab es noch das „Mysterium" der Schwangerschaft. Das Ergebnis wurde immer erst mit der Geburt klar. Heute können wir die Zwillingsschwangerschaft schon in der 5. Schwangerschaftswoche erkennen. Das war eine Revolution, die nicht unerkannt an uns vorbei gegangen ist!

> Der Ultraschall ist eine der wichtigsten Untersuchungen in der Schwangerschaft geworden und bietet vielfältigste Möglichkeiten.

Man kann nicht nur sehr früh erkennen, dass eine Frau schwanger ist. Vielmehr kann das Wachstum des Kindes beobachtet und protokolliert werden. Wir bekommen eine plastische Vorstellung vom Ungeborenen und von dessen Entwicklung in der Gebärmutter. Die Geburt kann „geplant" werden. Dies alles kann in hohem Maße zur erhofften Sicherheit beitragen. Komplikationen können früher erkannt und entsprechend behandelt werden. Das ist ein Segen. Schwere Erkrankungen des Kindes können früh diagnostiziert werden. Fachkollegen können zu Rate gezogen werden. Therapien können möglicherweise schon in der intrauterinen Entwicklungsphase des Kindes begonnen werden. Bei schweren Erkrankungen, ohne Aussicht auf Hilfe, kann ein Schwangerschaftsabbruch diskutiert werden. Und noch viel mehr solcher Entscheidungs- und Handlungsoptionen haben sich seit der Einführung des Ultraschalls in die Geburtsmedizin aufgetan!

Ärzte, die Gesellschaft und die Industrie sind so begeistert, dass vielleicht der guten Sache ein bisschen zu viel ist. In jedem Jahr, wenn die Hersteller ihr neues „High-End-Gerät" in Hochglanzprospekten vorstellen, staunt die Fachwelt über den Fortschritt. Und die Technik wird tatsächlich bis heute immer weiter verbessert. Die Qualität der Abbildung ist teilweise so gut, dass sie sogar irritieren kann. Es werden Strukturen sichtbar, die nicht mehr den üblichen Erwartungen des Untersuchers entsprechen und deshalb in dessen Kopf völlig neu eingeordnet werden müssen. In so einem Fall kann es vorkommen, dass ein gesundes Organ als auffällig erachtet wird, nur weil es sich so außergewöhnlich gut darstellen lässt. Es wird mit der Ultraschalluntersuchung teilweise der Eindruck erweckt, der Fetus sei aus Glas und könne bis ins Letzte durchschaut werden.

Leider ist das aber nicht so. Viele Erkrankungen, körperliche oder geistige Störungen bleiben natürlich auch weiterhin unentdeckt, schlicht und einfach deswegen, weil sie nicht pränatal diagnostizierbar sind.

Je weniger sich eine mögliche Erkrankung durch Ultraschall zeigt, desto problematischer oder unmöglicher ist in diesem Zusammenhang die Diagnosestellung. Rückenschmerzen, Bauchschmerzen, psychische Störungen, Stoffwechselstörungen, funktionelle Störungen (beispielsweise die Taubheit, die Blindheit und viele andere) können leider nicht durch eine bildgebende Diagnostik (Ultraschall, Röntgen, MRT etc.) erkannt werden. Sie entziehen sich schlicht der pränatalen Diagnostik. Die Trisomie 21 (Down-Syndrom), eine der häufigeren genetischen Erkrankungen, gehört zu den Erkrankungen, die mit geistiger Behinderung einhergehen. Um eine solche zu erkennen, müssen wir schon einen Schritt weiter gehen. Eine beweisende genetische Laboruntersuchung ist unumgänglich.

Für manche ist dies ein großes Dilemma. Vor allem für die Ärzte und damit auch für die Untersuchten. Denn: Ärzte haben Angst vor dem Übersehen einer Krankheit, wie z. B. der Trisomie 21. Sie haben Angst davor, dem Anspruch der Gesellschaft und ihrer Patientin auf das Stellen der korrekten Diagnose nicht gerecht werden zu können. Letztlich haben sie natürlich auch Angst vor rechtlichen Konsequenzen. Fälle von übersehenen Krankheiten schaden beträchtlich dem Image und ziehen eventuell rechtliche und finanzielle Konsequenzen nach sich. Um das Kind beim Namen zu nennen: Die Angst vor Kunstfehlern wird sowohl aufseiten der Ärzteschaft als auch aufseiten der Patienten vor dem Hintergrund der steigenden Ansprüche an die Diagnostik immer größer.

Aus der Angst vor dem Übersehen einer Krankheit resultiert die Bestrebung nach immer subtileren Untersuchungsmethoden und einer immer ausführlicheren Aufklärung über die Unsicherheiten der Methoden.

Leider muss akzeptiert werden, dass auch die subtilste Methode an ihre Grenzen stößt. Im Gegenteil führt ein Mehr an Diagnostik nicht immer zu einer Ergebnisverbesserung, aber oft zu mehr Unklarheit. Ein Mehr an Aufklärung seinerseits kann die Physiologie der Schwangerschaft zerreden und diese gar letztlich als Quelle der Angst und Bedrohung erscheinen lassen.

Dies kann natürlich auch zu einer Frontenbildung zwischen dem Arzt und der Schwangeren führen. Manchmal agiert ein Arzt gegen seine Überzeugung und Erfahrung, indem er, wegen Sicherheitsbedenken, eine weiterführende Diagnostik empfiehlt. Eigentlich möchte er aber der Berater und Partner der Patientin sein. Eine Patientin fühlt sich nach einer Untersuchung manchmal hilflos, überfordert und unverstanden. Letztlich kann ein solcher Konflikt auch auf den Schultern des Kindes ausgetragen werden.

> **Pränataldiagnostik ist kein Baby-Fernsehen. Es bedarf immer einer Indikationsstellung, um mögliche Probleme zu vermeiden.**

Kommentar von Tobias Trappe

Angst des Arztes. Die Vorstellung hat für den „Laien" etwas Verstörendes. Angst des Arztes? Wenn von Angst im Zusammenhang mit Medizin die Rede ist, ist es die Angst des Patienten, die einzig im Vordergrund steht. Hier hat in den letzten Jahren in der Tat ein Wandel stattgefunden: Durch die zunehmende Verrechtlichung der Arzt-Patient-Beziehung hat die natürlich immer schon behauptete Verantwortung des Arztes einen anderen, immer stärker einklagbaren Charakter bekommen. Umgekehrt ist der Patient zunehmend selbstbewusster, „mündig" geworden, findet in unterschiedlichen Einrichtungen und Plattformen Informationen, Unterstützung und Beratung. Der „Paternalismus" ist zurückgefahren worden zugunsten einer mehr partnerschaftlichen Beziehung auf Augenhöhe. Das ist zumindest die Theorie. Die „Angst des Arztes" spricht eine andere Sprache. Plötzlich geht es um „Fehlervermeidung", und zwar auf einem der sensibelsten und umstrittensten Felder der Medizin: dem der Geburtsmedizin. Dadurch nimmt auch die Diagnostik einen ganz anderen Charakter an: Sie dient nun (auch) dem Schutz des Arztes. Dieses neue Interesse tangiert den diagnostischen Prozess und damit natürlich auch die aus ihm resultierenden therapeutischen Maßnahmen und Empfehlungen offenbar erheblich. Denn Diagnostik war immer schon eine „Indizienwissenschaft": Diagnosen sind „bloß" Deutungen, Interpretationen, in weiterer Folge ein Werkzeug, um undurchsichtige Situationen für den Arzt und seinen Eingriff beherrschbar werden zu lassen. Man hat sie deswegen auch als „Sedativa" (Th. v. Uexküll/W. Wesiack) bezeichnet: als Beruhigungsmittel nicht nur für den Patienten, sondern auch für den Arzt. Und genau hier liegt die Gefahr: Wie alle Sedativa beruhigt (vielleicht) auch die Diagnose zu früh, erzeugt falsche Sicherheit, verhindert ein Offenbleiben für weitere Entwicklungen und blockiert die Suche nach alternativen Entscheidungs- und Handlungsoptionen.

3.2.1 Das Markerscreening

Die Sache mit der Verbesserung der Untersuchung sagt sich so leicht. Erkrankungen, die man nicht visualisieren kann, weil sie keine wirklich eindeutig sichtbaren morphologischen („das äußere Erscheinungsbild betreffend") Veränderungen bedingen, fallen möglicherweise durch das Raster und werden nicht erkannt. Was kann man also verbessern? Dafür gibt es in der Geschichte des Ultraschalls viele Beispiele.

Prinzipiell funktioniert das so: Forscher suchen nach bestimmten morphologischen Auffälligkeiten bei bestimmten Erkrankungen (das sind wieder die o. g. Marker). Es wird postuliert, dass diese Auffälligkeit zwar meist nicht direkt bedeutsam ist, also keinen direkten Krankheitswert hat, aber gehäuft auch schon im Fetalalter vorkommen kann, sichtbar und messbar sowie für die Erkrankung recht typisch ist. Es wird dann in Reihenuntersuchungen geprüft, wie oft dieser Marker vorkommt, wie viele Kinder mit dem Marker tatsächlich krank sind und wie viele Kinder mit dem Marker gesund sind. Sind bedeutend mehr Kinder mit diesem Marker krank als gesund, geht der Marker in die statistische Risikoberechnung für bestimmte Erkrankungen ein. Diese Risikoberechnung (Computeranalyse) erhält die Mutter als Grundlage für weitere Überlegungen. Wünscht sie eine weitere Abklärung, z. B. durch eine Amniozentese (Fruchtwasserpunktion), geht sie damit das Risiko einer Fehlgeburt ein. Oder nimmt sie etwa das Risiko der Erkrankung auf sich? Wünscht sie eine andere Untersuchungsmethode, beispielsweise einen nichtinvasiven Test mit weniger Sicherheit, aber auch geringeren Risiken? Die Schwangere muss also Risiken gegeneinander abwägen, und zwar das Risiko der Erkrankung gegen das Risiko der weiteren Abklärung.

Es gibt sehr viele dieser Marker. Teils treten sie nur zu bestimmten Entwicklungszeitpunkten auf und verschwinden dann wieder, teils lässt sich die Risikoerhöhung nicht wirklich berechnen, weil kein wissenschaftlich abgesicherter Algorithmus (Berechnungsformel) dafür vorhanden ist und niemand weiß, was der Marker rechnerisch eigentlich bewirkt (Tab. 3.1).

Zudem: Marker kommen und gehen! Es kommt in der Tat vor, dass die Fachwelt meint, wieder etwas „Neues" gefunden zu haben, das zu einer dezidierteren Risikoberechnung beitragen kann. Diese vermeintlichen Marker werden dann eine geraume Zeit beobachtet und bei jedem untersuchten Fetus auf das Vorliegen hin überprüft. Nach gewisser Zeit jedoch stellen sich erste Zweifel, ein und aus verschiedenen Gründen verliert der Marker an Bedeutung und gerät in Vergessenheit. Das entspricht einer sogenannten „ärztlichen Lernkurve". In der Zwischenzeit können aber bereits viele Schwangere durch die Nennung des Markers zu Unrecht gravierend verunsichert worden sein.

Ein Beispiel: Im Herzen befinden sich kleine Muskeln, welche für die Funktion bestimmter Herzklappen zuständig sind. Es kommt recht häufig vor, dass einer dieser winzigen Muskeln etwas weißer aussieht als die anderen. Man nennt den Marker „white spot", hyperechogener Papillarmuskel oder Golfball-Phänomen (weil der Muskel im Blutstrom hin und her schwingt). Die Funktion des Herzens ist keineswegs beeinträchtigt. Lange wurde dieser „white spot" als „harter", bedeutsamer Marker für die Trisomie 21 gewertet. Es hat sich jedoch herausgestellt, dass der „white spot" sehr häufig zu beobachten ist und nur in sehr wenigen Fällen mit der Trisomie 21 zusammenhängt, wenn er isoliert auftritt. Heute gilt der „white spot" lediglich noch als „schwacher" Marker (wenn keine zusätzlichen

Tab. 3.1   Einige „Marker" und deren Bedeutung (vereinfacht)

Untersuchung	Zeitpunkt	Bedeutung
Nackentransparenz (NT)	Im ersten Trimester	Wichtiger Marker zum Hinweis auf verschiedenste Erkrankungen.
Nasenknochen (NB)	Im ersten und zweiten Trimester	Das Fehlen des Nasenbeins wird als Hinweis auf das Vorliegen des Down-Syndroms gewertet.
Gesichtswinkel und andere	Im ersten Trimester	Flaches Profil, auffälliger Blutfluss über einer der Herzklappen ist im ersten Trimester ein schwacher Hinweis für ein Down-Syndrom.
„Biochemie"	Im ersten Trimester	Gemeinsam mit der NT-Messung kann die Sensitivität für ein Down-Syndrom erhöht werden. Die Spezifität ist aber zweifelhaft.
Triple-Test	Um die 16. SSW	Blutmarker bei der Mutter; können einen Hinweis auf das Vorliegen des Down-Syndroms geben. Heute kaum noch praktiziert, weil „abgelöst" vom Ersttrimesterscreening.
„White Spot" (hyperreflektorischer Papillarmuskel)	Im ersten und zweiten Trimester	Optisches Phänomen im fetalen Herzen, ohne funktionelle Bedeutung. Wird bei sehr vielen gesunden Feten beobachtet. Schwacher Marker für Chromosomenstörungen.
Hyperechogener Darm	Im ersten und zweiten Trimester	Darm des Fetus „weißer" als üblich. Sehr subjektiv und, wenn isoliert vorliegend, kaum Aussagekraft.
Amniondissoziation	Im ersten und zweiten Trimester	Eihaut „verklebt" nicht oder sehr spät mit der Gebärmutterwand. Kann einen Hinweis auf das Vorliegen eines Down-Syndroms liefern.
Relativ kurzer Oberschenkelknochen	Im zweiten Trimester	Kann Hinweis auf das Vorliegen eines Down-Syndroms (und andere Störungen) geben. Keine funktionelle Einschränkung des Kindes.
Kind streckt Zunge heraus	Im zweiten Trimester	Bei häufigem Herausstrecken der Zunge steigt die Wahrscheinlichkeit für eine syndromale Erkrankung an.
Fetaler Nierenstau	Während der gesamten Schwangerschaft	Bei gravierendem Befund steigt die Wahrscheinlichkeit für eine syndromale Erkrankung an.
Fehlbildungen	Während der gesamten Schwangerschaft	Hinter den meisten Fehlbildungen kann sich eine Chromosomenstörung verbergen.

Auffälligkeiten bestehen), und es liegt in der Verantwortung des Untersuchers, ob er gewertet/genannt wird oder nicht. Grundsätzlich hängt eine Problematisierung also auch vom subjektiven Empfinden des Untersuchers ab.

Es gibt Marker für die Frühschwangerschaft (Ersttrimesterscreening) und für die spätere Schwangerschaft. Für die Berechnung eines Risikos wird ein entsprechendes Programm benötigt. Wie immer bei nicht so ganz eindeutigen Dingen im Leben (gesund oder krank, halbvoll oder halbleer, blau oder grün etc.) gibt es verschiedene Rechenwege und verschiedene Ergebnisse, abhängig von verschiedenen Auffassungen und daraus resultierenden Programmen. Auch den Fachuntersucher erstaunt teilweise, wie groß die Unterschiede bei der Risikoberechnung in unterschiedlichen Programmen sind. Das, was einer werdenden Mutter nach einer Untersuchung als prozentuale Wahrscheinlichkeit mit auf den Weg gegeben wird, ist also schon mit erheblicher Vorsicht zu genießen. Leider hängt von dieser Statistik aber einiges ab: Nämlich das Seelenheil der Schwangeren oder gar der Verlauf der gesamten Schwangerschaft! Prinzipiell sollte also die Risikokalkulation mit Vorsicht erfolgen. In späteren Abschnitten folgt nochmals Genaueres hierzu.

Das Markerscreening dient in erster Linie der Entdeckung von genetischen Störungen. Dieser Ansatz wird sehr kontrovers diskutiert und der PND häufig zum Vorwurf gemacht. Viele Kritiker reduzieren gar die Zielrichtung der PND auf die Entdeckung von fetalen Erkrankungen mit dem Ziel des Schwangerschaftsabbruchs. Dies ist zwar sehr vereinfachend und grundsätzlich eine extreme Auffassung, aber auch nicht ganz von der Hand zu weisen. Natürlich greift die PND in letzter Konsequenz teils massiv in das Leben ein, indem sie den Auftrag annimmt, nach Krankheiten zu fahnden. Begriffe wie „Selektion" beinhalten auch ein Körnchen von Wahrheit. Eines darf wohl aber nicht vergessen werden: Die Entscheidung für oder gegen ein Markerscreening treffen die Schwangeren letztlich selbst. Wenn eine entsprechende Aufklärung über die schwierigen Verhältnisse erfolgt ist, müssen die Schwangeren dann auch Verantwortung übernehmen.

> Sogenannte Marker sind in der Regel keine Krankheiten, sondern nur Hinweise, dass etwas nicht in Ordnung sein könnte. Deren Feststellung führt im Allgemeinen zu einer weiteren Abklärung.

Kommentar von Tobias Trappe

Letztlich sind es die Schwangeren, die die Entscheidung treffen. Der Satz ist ebenso einfach wie schwer. Einfach durch seine Klarheit und seine juristische Richtigkeit. Schwer, weil er in verschiedener Hinsicht an sehr grundlegende

Fragen in unserem Leben rührt. Da ist erstens (und noch eher allgemein) die Tatsache, dass wir uns generell mit substanzielleren Entscheidungen schwertun. Wir scheuen das Irreversible, ziehen die vielen Möglichkeiten der einen Wirklichkeit vor. In der Politikwissenschaft heißt das nüchtern: Durch Vermehrung von Optionen wird Macht gesichert bzw. ausgebaut. Umgekehrt: Mit jeder Entscheidung verlieren wir immer auch ein Stück „Macht". Man spricht daher auch von der „Multi-Options-Gesellschaft" und von der „Lust am Unverbindlichen". Gleichzeitig werden wir zweitens immer unsicherer, „wer" denn da genau entscheidet: Wissenschaftlich ist das unklar (das „Gehirn" mit seinen neuronalen Verschaltungen?), aber auch die Lebenserfahrung lässt uns zweifeln, ob wir wirklich immer oder auch nur an den entscheidenden Stellen unseres Lebens „Herr im eigenen Haus" gewesen sind: Wir empfinden uns eher als die Determinierten, als die, die diffus durch ihr genetisches Erbe, durch diverse äußere Einflüsse in der psychischen wie sozialen Entwicklung zu dem wurden, was wir jetzt sind.

Wer also entscheidet, wenn „ich" mich entscheide? Da ist eine Grauzone des Durchwachsenen, des Unklaren, nicht Gegenständlichen. Im Rahmen der Schwangerschaftskonfliktberatung taucht dieses Phänomen in besonderer Weise auf: Denn immer wieder zeigt sich, dass hinter den „offiziell" vorgetragenen „realen" Gründen für einen Schwangerschaftsabbruch tiefer liegende Konflikte stehen, die durch den Abbruch selbst aller Wahrscheinlichkeit nach nicht zu lösen sind; oder hinter einer vermeintlich „unerwünschten" Schwangerschaft tritt bei vertiefter Analyse nicht selten ein versteckter, jedoch das Verhalten bestimmender Kinderwunsch zutage. Trotz dieser für uns selbst oft undurchschaubaren Wirklichkeit der eigenen Freiheit und des eigenen Wollens stehen wir jedoch – und das ist natürlich der zentrale Punkt (drittens) – durch die PND möglicherweise vor einer Entscheidung, die im Leben eines „normalen" Menschen hoffentlich die totale Ausnahme bildet: Wir stehen vielleicht vor der Entscheidung über ein anderes Dasein, sollen ein schicksalhaftes, definitives, schlechterdings endgültiges „Ja" oder „Nein" sprechen. Jeder, der vielleicht schon einmal vor einer solchen Situation stand, „weiß", was einem da alles durch den Kopf geht, kennt das Durcheinander der Gefühle, hat eine Ahnung davon, wie die Hoffnung immer wieder neu gegen die (vermeintliche oder wirkliche) Sicherheit in der Diagnostik anrennt.

So sehr die Schwangerschaft für die Eltern eine Erfahrung gesteigerter Gemeinsamkeit bildet, so sehr ist die Frage ihres möglichen Abbruchs etwas, das die Eltern voneinander zu entfremden droht. Nicht nur in dem gar nicht so seltenen Fall, dass beide Elternteile unterschiedliche Interessen haben. Eine so tiefgreifende Entscheidung wird von beiden einfach anders erfahren, letztlich natürlich auch in dem Sinne, dass es immer die Frau ist, die den Abbruch „vornehmen" muss.

Ich will hier den Streit um den Schwangerschaftsabbruch nicht noch einmal aufrollen – wirklich neue Argumente sind in den letzten Jahren wohl nicht dazu gekommen. Ich will nur sensibel machen für die Möglichkeit, dass die PND mit dem ihr eigenen Automatismus uns mit Fragen konfrontiert, von denen ich glaube, dass sie uns letztlich auch dann überfordern, wenn wir nach gründlicher Abwägung aller Gründe und Gegengründe „richtig" entschieden haben. Es gibt das Unauflösbare in unserem Leben.

3.2.2 Fehlbildungen ohne Chromosomenstörungen

Die isolierten Fehlbildungen ohne Chromosomenstörung sind häufig gut abgrenzbar und in ihrer Bedeutung für unsere Vorstellungskraft recht „eingängig". Aus unserer eigenen Lebenserfahrung wissen wir häufig, dass ein Defekt doch meistens auch „repariert" werden kann. Aus diesem Grunde werden isolierte Fehlbildungen in der Regel und prinzipiell als weniger schwierig eingestuft als eine Chromosomenstörung. Natürlich ist aber in Wirklichkeit die Prognose abhängig von der Schwere und Ausprägung der Fehlbildung. Manche Defekte sind derart schwerwiegend, dass sie nicht mit dem Leben vereinbar sind.

Bei Störungen an Gliedmaßen oder inneren Organen kann die moderne Therapie heute tatsächlich viel leisten. Operationen, Transplantationen, Hilfsmittel und konservative Therapien können zu einem normalen Leben verhelfen. Bei Feststellung einer Fehlbildung ist es also die Aufgabe des Untersuchers, über die Prognose und die Möglichkeiten der Therapie aufzuklären, ggf. an entsprechende Spezialisten zu verweisen. In einem Perinatalzentrum findet man meist alle medizinischen Hilfsangebote vor Ort. Hier kann rasch eine Rundum-Einschätzung erfolgen. Ist eine isolierte Fehlbildung so schwer, dass keine Therapie möglich ist, ist dies ggf. durch andere Ärzte zu bestätigen. In diesem Falle muss, kann und darf die schwangere Patientin über den weiteren Verlauf ihrer Schwangerschaft entscheiden.

Trotz spezieller Untersuchung können viele Fehlbildungen nicht diagnostiziert werden. Dies kann an der relativen Zartheit des Kindes in der 20. SSW liegen, an der fehlenden Eignung der zur Verfügung stehenden Methoden, jedoch auch an den Untersuchungsbedingungen. Manche Fehlbildungen entwickeln sich erst in späteren Abschnitten der Schwangerschaft. Insofern hat die werdende Mutter auch nach dem Organscreening keine Garantie auf körperliche Unversehrtheit des Kindes.

> Das Fehlen von Fehlbildungen ist kein Beweis für Gesundheit. Es wird nur wahrscheinlicher, dass das Kind gesund ist. Wird eine Fehlbildung diagnostiziert, dann ist nicht immer klar, ob diese isoliert aufgetreten ist oder im Rahmen eines komplexen Syndroms.

3.2.3 Fehlbildungen mit vermuteter genetischer Störung

Viele genetische Erkrankungen sind mit dem Auftreten von Fehlbildungen verbunden. Im Umkehrschluss bedeutet dies, dass eine diagnostizierbare

Fehlbildung vorliegen kann, weil das Kind eine (nicht sichtbare) Chromosomenstörung oder ein genetisches Syndrom hat. Kann bei Diagnosestellung einer Fehlbildung vom Untersucher eine genetische Störung nicht mit Sicherheit ausgeschlossen werden, ist er dazu verpflichtet, auf die Möglichkeiten der genetischen Untersuchung hinzuweisen. Einige Fehlbildungen oder die Kombination verschiedener Fehlbildungen sind geradezu pathognomonisch für bestimmte genetische Störungen. Das heißt: Erkennt man bestimmte Fehlbildungen, dann kann man sich schon fast sicher sein, dass eine bestimmte genetische Erkrankung dahintersteckt. Eine genetische Störung ist insofern problematisch, als dass sie nicht kausal behandelt werden kann. Wir können die Gene und Chromosomen nicht reparieren, wir können nur versuchen, die Auswirkungen zu behandeln. (Abb. 3.1).

Wir können die Gene noch nicht reparieren, muss es eigentlich heißen. Noch nicht insofern, als dass die moderne Wissenschaft durchaus schon theoretische Möglichkeiten hat, defekte Gene aus dem Erbgut zu entfernen und ggf. durch den normalen Genabschnitt zu ersetzen. Eine derartige Gen-

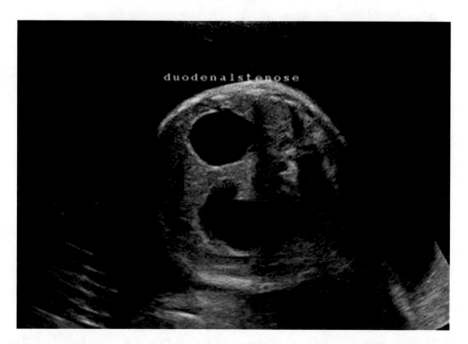

Abb. 3.1 Typisches sonografisches Bild bei Verschluss im Bereich des Zwölffingerdarms, hier auf dem Boden einer Trisomie 21. Es stellt sich die gefüllte Magenblase dar, daneben eine zweite „Blase", welche den Stau vor der Engstelle charakterisiert („Double Bubble")

therapie kann mit der sogenannten Genschere (CRISPR/Cas) durchgeführt werden. Zwei Wissenschaftlerinnen erhielten für die Entdeckung im Jahre 2020 den Nobelpreis für Chemie. Diese Technik mutet derzeit noch derart revolutionär an, dass ihre Entdeckung eine geradezu popstarartige Euphorie ausgelöst hat. Viele wissenschaftliche Arbeitsgruppen sind mit der Auslotung von Behandlungsoptionen beschäftigt, und man kann davon ausgehen, dass in Zukunft tatsächlich einzelne genetische Erkrankungen geheilt werden können. Noch ist dies aber Zukunftsmusik. Man kann sich aber auch vorstellen, dass sich im Zusammenhang mit der Gentherapie auch viele ethische Fragestellungen auftun. Auch diese Diskussionen werden bereits intensiv geführt.

Sehr viele Fehlbildungen sind jedoch mit nur sehr geringer Wahrscheinlichkeit mit einer Chromosomenstörung oder genetischen Störung assoziiert. Dies genau stellt ein großes Problem der pränatalen Diagnostik dar. Bei (fast) jeder Fehlbildung wird der Untersucher eine genetische Untersuchung zur Sicherheit (aber auch aus juristischen Gründen) anbieten müssen. Das Risiko dieser Untersuchung muss die Betroffene allein tragen (und nicht selten umsonst).

> Gerade auf dem Gebiet der Gentherapie und der Gendiagnostik konzentrieren sich derzeit viele Forschungsbemühungen. Genetische Defekte könnten auf vielfältige Weise und zu verschiedensten Zeitpunkten behandelt werden. Noch ist dies Zukunftsmusik, jedoch steht die Tür schon weit auf.

3.2.4 Wie viel Sicherheit durch genetische Untersuchungen?

Gene und Chromosomen können mit Ultraschall nicht gesehen werden. Sie sind viel zu klein dafür, man benötigt aufwendige Untersuchungstechniken und Mikroskope etc. Was ist, wenn eine Frau eine genetische Störung mit hundertprozentiger Sicherheit bei ihrem Kind ausgeschlossen haben will? Diese Frau muss frustriert werden, denn das geht leider nicht. Zum Ausschluss einer Chromosomenstörung kann zwar eine entsprechende Untersuchung angeboten werden, beispielsweise die Fruchtwasserentnahme oder der NIPT. Störungen im Bereich einzelner Gene sind durch ungezielte Untersuchung jedoch nicht detektierbar. Wie wir zwar alle kürzlich mit Staunen gehört haben, ist das menschliche Genom entschlüsselt. Das heißt aber noch lange nicht, dass alles beim Kind untersucht werden kann. Die Untersuchung des gesamten Genoms ist zu teuer, zu aufwendig und technisch nicht möglich. Es ist also durchaus denkbar, dass trotz Organscreening und trotz Fruchtwasserpunktion dennoch ein genetisch krankes Kind geboren werden kann. Die Erkrankungen, die zwar genetisch determiniert, aber nicht durch eine Chromosomenuntersuchung nachweisbar sind, nennt man in der Regel „Syndrom". Es gibt sehr schwere Erkrankungen darunter, und es gibt eine Vielzahl davon (mehrere Hundert). Prinzipiell sind sie sehr selten, und meistens sind sie mit sonomorphologischen Auffälligkeiten verbunden. Das bedeutet, dass man mittels Ultraschalls teils schwere Fehlbildungen erkennen kann, die durch eine Chromosomenuntersuchung nicht erklärt werden können. Syndromale Erkrankungen, welche in der Schwangerschaft mit durch körperliche Stigmata in Erscheinung treten, können andererseits auch nicht diagnostiziert werden. Diese Kinder werden in aller Regel geboren und fallen oft erst viel später bei den Vorsorgeterminen beim Kinderarzt durch eine Entwicklungsverzögerung oder andere Symptome auf. Manche genetisch determinierten Erkrankungen treten aber auch erst in einem höheren Lebensalter zutage.

> Es werden genetische Störungen von Chromosomenstörungen unterschieden.

3.2.5 Zählen will gelernt sein – oder: die Chromosomenuntersuchung (1)

Wir können also die Gene nicht ungezielt untersuchen, wohl aber die Chromosomen. Der Unterschied ist ganz einfach: Die Chromosomen sind die Träger der Gene. Es gibt ein paar Millionen Gene, aber nur 46 Chromosomen zwei Geschlechtschromosomen. Die Chromosomen sind so groß, dass sie zumindest mit einem Mikroskop angesehen und gezählt werden können. Das ist schon mal gut. Wenn man die Zellen vom Kind durch eine Punktion gewonnen hat, können diese aufbereitet werden. Schließlich werden die Chromosomen isoliert und gezählt. Damit kann eine Vielzahl der Chromosomenstörungen ausgeschlossen oder bestätigt werden. Alle Störungen, bei denen zu viele Chromosomen oder zu wenige da sind, können mit annähernd 100 %iger Wahrscheinlichkeit erkannt werden (numerische Chromosomenstörung). Auch die Trisomien (eines der Chromosomen ist dreimal vorhanden statt zweimal), die Triploidien (alle Chromosomen dreimal) und die Monosomien (ein Chromosom von einem Chromosomenpaar fehlt) können erkannt werden. Das dauert heute

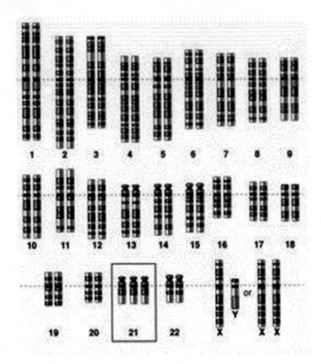

Abb. 3.2 Genom bei Trisomie 21

ca. 14 Tage, weil man eine Vielzahl von Zellen untersuchen muss, die Zellen also nach der Gewinnung und vor der Auswertung erst im Reagenzglas vermehrt werden müssen (Abb. 3.2).

3.2.6 Das schwierige „Mosaik" der Chromosomen

Warum aber müssen viele Zellen untersucht werden, und warum können nicht alle Chromosomenstörungen zu 100 % ausgeschlossen werden? Ganz einfach: Es ist möglich, dass zwar eine chromosomale Erkrankung vorliegt, diese jedoch nicht in jeder Zelle des Körpers besteht. Neben veränderten Zellen können dann auch normale Zellen gefunden werden. Der prozentuale Anteil der kranken Zellen macht dann die Ausprägung der Krankheit aus. Leider gibt es aber keine Grenze, die z. B. besagt, dass eine Anzahl von unter 20 % kranker Zellen unbedeutend ist. Es ist eher Spekulation, wie ausgeprägt in solch einem Fall die Krankheitssymptome sind. Einen derartigen Zusammenhang nennt man ein chromosomales „Mosaik". Es gibt Untersuchungen an gesunden Menschen, die belegen, dass in sehr vielen

Personen Zellen vorkommen, die beispielsweise das Chromosom 21 dreimal aufweisen. Deshalb haben wir aber nicht alle ein Down-Syndrom, wie wir es im Normalfall definieren.

3.2.7 Fehlerquellen bei der Chromosomenuntersuchung

Wenn bei der Untersuchung eines Mosaiks nur gesunde Zellen „erwischt" werden, die kranken Zellen aber nicht entdeckt werden, ist die Diagnose falsch. Außerdem kommt es vor, dass der Humangenetiker fälschlicherweise nicht die Zellen des Kindes, sondern die der Mutter untersucht, die durch eine Blutung oder bei der Punktion in das Fruchtwasser gelangt sind. Um dies auszuschließen, wird manchmal simultan eine Untersuchung der mütterlichen Chromosomen zum Vergleich durchgeführt. Dennoch: In diesem Fall könnte die Diagnose „gesundes Mädchen" lauten, dabei handelt es sich in Wirklichkeit um einen Jungen, schlimmstenfalls sogar mit einer (unentdeckten) Chromosomenstörung. Zu guter Letzt kann es sein, dass zu wenige Zellen erwischt worden sind oder die vorhandenen in der Zellkultur im Labor nicht anwachsen. Dann gibt es gar keine Diagnose, und man muss erneut punktieren. Es wird deutlich, dass auch die genetischen Untersuchungstechniken ihre Tücken haben und nicht das halten können, was suggeriert wird: Nämlich eine absolute Sicherheit.

3.2.8 Vorsicht bei genetischen Schnelltests

Wie ist das mit den sogenannten genetischen Schnelltests? Manchmal und mancherorts auch immer wird die genetische Schnelldiagnostik (FISH-Test oder PCR) recht unreflektiert angeboten. Alle Verfahren sind denkwürdig begrenzt aussagekräftig und trügerisch. Ein unauffälliges Ergebnis im Schnelltest muss ggf. nach Erhalt des Endergebnisses revidiert werden. Das liegt daran, dass bei den Schnelltests nur wenige Chromosomen untersucht werden (in der Regel Chromosom 13, 18, 21 und die Geschlechtschromosomen). Die anderen werden zunächst nicht untersucht, und die Methode ist leider auch nicht zu 100 % zuverlässig. Selten gibt es zellbiologische Konstellationen, bei denen die Schnelltests versagen und kein Ergebnis erbringen. Schnelltests sind deshalb bei gezielter Fragestellung und bei begründetem Verdacht sinnvoll, aber nicht in der Routine. Hier muss das Endergebnis der Zellkultur abgewartet werden, und das dauert eben 10–14 Tage. Bei bestimmten sonografischen Auffälligkeiten, gepaart mit Auffälligkeiten im Schnelltest, kann es sein, dass die Kombination der

Befunde für die Diagnosestellung ausreichend ist. In anderen Fällen kann z. B. ein Bestätigungstest indiziert sein. Ob ein Schnelltest im Einzelfall sinnvoll ist und welches Verfahren angewendet werden sollte, muss für jeden Fall individuell festgelegt werden. Manchmal müssen die Kosten des Schnelltests von der Schwangeren selbst getragen werden. Die Krankenkassen bezahlen die Verfahren nicht immer.

3.2.9 Genau hinsehen – oder: die Chromosomenuntersuchung (2)

Es werden also die Chromosomen gezählt, darüber hinaus aber auch genau angesehen. Hierbei können weitere Fehler festgestellt werden. Es ist nämlich möglich, dass zwar die Anzahl stimmt, jedoch die Struktur nicht (strukturelle Chromosomenstörungen). Es kann beispielsweise an einem Chromosom ein Stück fehlen (Deletion) oder ein Stück zu viel da sein. Es kann ein Stück abgebrochen sein und auf einem anderen Chromosom sitzen (Translokation). Dies kann durchaus eine Erkrankung bedingen, jedoch nicht in jedem Fall. Es obliegt dem Genetiker, das im Einzelfall zu beurteilen.

Die Gene selbst kann man, wie gesagt, nicht alle untersuchen. Sehr wohl kann man aber bei Verdacht gezielt danach suchen, beispielsweise, wenn bereits ein Kind mit definierter und nachweisbarer genetischer Erkrankung in der Familie lebt. Vor einigen Jahren bereits wurde eine „Chiptechnik" zur ungezielten Diagnostik von genetischen Störungen entwickelt. Bei dieser Labormethode wird auf eine „Grundplatte", welche mit hunderten von verschiedenen Reagenzien bestückt ist, Blut oder genetisches Material aufgebracht. Die Reagenzien sollen nach spezifischer Bindung an die Gene der Testperson, mit dann entsprechender chemischer Reaktion, Krankheiten anzeigen. Dieses Verfahren ist noch in der Erprobungsphase und hat bereits einige Rückschläge erlitten. Für die Anwendung in Serie ist es sicherlich noch nicht tauglich. Die Entwicklung schreitet jedoch voran und ist grundsätzlich erfolgversprechend (Abb. 3.3).

Zusammenfassend muss also konstatiert werden, dass trotz völlig unauffälliger Chromosomenuntersuchung dennoch ein genetisch krankes Kind geboren werden kann! Wer hätte das gedacht? Noch nicht mal nach einer Amniozentese ist man also sicher! Das sind Fakten, über die man sich im Klaren sein sollte, bevor man das Risiko einer Fruchtwasserpunktion in Kauf nehmen möchte.

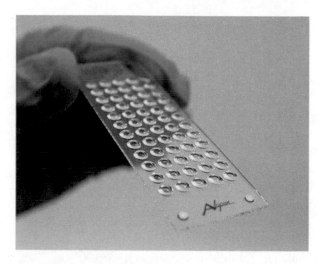

Abb. 3.3 Die Diagnose liegt oft im Detail

Es kann für eine Frau auch sehr wichtig sein, eine chromosomale Untersuchung nach einer Fehlgeburt durchzuführen. Die Kenntnis der Ursache der Fehlgeburt hilft bei deren Verarbeitung.

3.3 Über die Häufigkeit von angeborenen Fehlbildungen – Zahlen und Fakten

In Deutschland und in Europa werden Fehlbildungen nicht immer flächendeckend erfasst und deswegen nicht sicher statistisch ausgewertet. Es existieren aber mehrere regionale Register mit unterschiedlicher Methodik, Ausrichtung und Organisation. Aus deren Jahresbericht kann eine generelle Häufigkeit für Deutschland lediglich statistisch abgeschätzt werden. Aus diesem Grunde ergeben sich bezüglich der Häufigkeit recht unterschiedliche Angaben.

Entsprechend des „Mainzer Geburtenregisters" werden in Deutschland ca. 50 000 Kinder mit angeborenen Fehlbildungen (isolierte Fehlbildungen und Fehlbildungen auf dem Boden von genetischen Störungen) geboren. Dies bedeutet, dass eines von 15 Kindern betroffen ist, was einem prozentualen Anteil von 6–7 % entspricht.

Werden die Zahlen des „Fehlbildungsmonitoring Sachsen-Anhalt" zugrunde gelegt, ergibt sich eine Häufigkeit von 3,4 % für grobe Fehlbildungen. Dies entspricht einem betroffenen Kind auf 30 Geborene.

Europaweit werden im „EUROCAT" (European Surveillance of Congenital Anomalies) die Zahlen der verschiedenen Register aus 20 europäischen Staaten zusammengeführt und ausgewertet. Laut Übereinkunft ist es Usus, die Häufigkeit als Prävalenz anzugeben. Die Prävalenz entspricht dabei der Anzahl der Betroffenen bezogen auf 10 000 Geborene. In diesem Zusammenhang ist von hoher Bedeutung, dass längst nicht alle vorliegenden Erkrankungen und Fehlbildungen bei spontanen Fehlgeburten und Schwangerschaftsabbrüchen erfasst werden. Beim „Fehlbildungsmonitoring Sachsen-Anhalt" geschieht dies beispielsweise systematisch ab der 16. SSW. In der Pränataldiagnostik gehen wir davon aus, dass eine Vielzahl von großen Fehlbildungen jedoch bereits vor diesem Zeitpunkt festgestellt werden. Viele dieser Schwangerschaften werden also vor der 16. SSW abgebrochen und nicht erfasst. Gleichfalls werden Fälle von frühen spontanen Fehlgeburten nicht erfasst, bei denen keine genetische Untersuchung durchgeführt wurde.

Im Folgenden werden verschiedene Statistiken aus Zentren angegeben. Wir weisen darauf hin, dass die angegebenen Zahlen als Orientierung dienen und einen Auszug aus den Gesamtstatistiken darstellen. Bei näherem Interesse empfiehlt sich das eingehende Studium der dezidierten Jahresstatistiken (Tab. 3.2, Abb. 3.4 und 3.5).

Die Prävalenz der Trisomie 21, der häufigsten Chromosomenstörung, wird mit 1,6–1,9 angegeben. An einer größeren Klinik mit etwa 1000 Geburten/Jahr kommt also mindestens ein Kind/Jahr zur Welt. Es ist allerdings letztlich nicht ganz klar, wie viele Schwangerschaften wegen des Vorliegens einer Trisomie 21 abgebrochen werden.

Andere Chromosomenstörungen sind bedeutend seltener. Für das Turner-Syndrom wird beispielsweise eine Prävalenz von 1:3000 weibliche Geburten angegeben. Trisomie 13: 1:5000–10.000 Lebendgeburten. Dieses Krankheitsbild ist jedoch derart schwer, dass die meisten Kinder im Mutterleib versterben. Durch die PND werden zudem sehr viele Kinder erkannt. Die Rate an Schwangerschaftsabbrüchen ist sehr hoch. Trisomie 18: 1:8000 Lebendgeburten. Diese Zahlen sind aber unter Vorbehalt zu sehen, da viele der Kinder bereits intrauterin versterben und weniger in den Statistiken auftauchen.

Tab. 3.2 EUROCAT Prävalenz von Fehlbildungen in Europa (2000–2006)

	Prävalenz (auf 10 000 Geborene)	Anteil der Lebend- geborenen (in %)	Anteil der induzierten Aborte (in %)
Herzfehler	20,7	96,7	
Vorhofseptumdefekt	30,5	93,0	
Ventrikelseptumdefekt			
Skelettsystem	9,2	88,1	
Klumpfuß	6,3	99,7	
Hüftgelenksdysplasie			
Nieren	10,3	93,7	
Hydronephrose			
Zentralnervensystem	2,9	14,5	76,6
Anenzephalus	4,9	39,5	57,2
Spina bifida	5,5	49,1	45,4
Hydrozephalus			
Gastrointestinaltrakt	2,4	82,3	13,8
Gastroschisis	2,8	43,3	49,6
Omphalozele	2,9	82,8	14,6
Analatresie			
Chromosomenstörung	17,6	55,0	43,4
Trisomie 21	3,5	23,7	68,2
Trisomie 18			
Sonstige	2,2	78,2	17,2
Zwerchfellhernie			

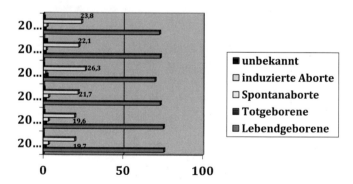

Abb. 3.4 Schwangerschaftsausgänge bei Geborenen mit multiplen Anomalien in % (Fehlbildungsmonitoring Sachsen-Anhalt, 2000–2005)

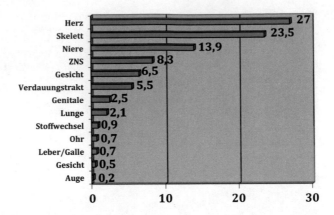

Abb. 3.5 Organsystembeteiligung bei Feten/Kindern mit großen Fehlbildungen in % (Fehlbildungsmonitoring Sachsen-Anhalt, 1999)

4

Die spezielle Pränataldiagnostik

Trailer

Untersuchungen haben nicht nur Vorteile. Sie besitzen auch teils erhebliche Risiken, die abzuwägen sind. Diese Risiken und Nebenwirkungen können in der Untersuchung selbst liegen, sie können aber auch sehr schnell im emotionalen Empfinden zu starken Belastungen führen.

Die pränatale Diagnostik unterliegt einem ständigen Wandel und entwickelt sich dauernd weiter. Dies hängt nicht nur mit einem Zugewinn an Wissen über komplexe Erkrankungen und Störungen zusammen, sondern besondere auch an der Fortentwicklung der pränataldiagnostischen Diagnosemethoden.

Diesbezüglich gibt es sehr spannende und innovative Neuerungen, besonders auf dem Gebiet der genetischen Labordiagnostik. Zu erwarten ist auch, dass sich perspektivisch umwälzende Veränderung bei der Gentherapie einstellen werden. Weltweit beschäftigen sich unzählige Forschungsgruppen mit diesem Thema und erzielen große Erfolge.

Im ethischen Blickwinkel sind dabei allerdings sehr viele Fragen noch zu klären. Ist alles, was machbar scheint, auch ethisch unproblematisch? Müssen nicht gar Untersuchungen oder Behandlungen unter dem Stichwort des Lebensschutzes verboten werden? Lassen sich bestimmte Therapien und Behandlungen überhaupt verbieten?

Im Folgenden wird das aktuell Machbare erläutert und einer kritischen Bewertung unterzogen. Es wird dabei schnell klar, dass es im komplizierten Dickicht der Pränataldiagnostik immer viele Wahrheiten gibt. Die Abwägung zwischen Methodik und Risiko kann deshalb im Einzelfall nur sehr individuell erfolgen.

Mit Kommentar von Professor Tobias Trappe

© Der/die Autor(en), exklusiv lizenziert durch Springer-Verlag GmbH, DE, ein Teil von Springer Nature 2022
J. Pagels, *Schwangerschaftsvorsorge und Pränataldiagnostik*,
https://doi.org/10.1007/978-3-662-64183-5_4

4.1 Genetische Beratung und/oder genetische Untersuchung, ggf. Laboruntersuchung bei den Eltern!

Schon vor Eintritt einer Schwangerschaft kann eine dezidierte genetische oder laborchemische Untersuchung von Paaren sinnvoll sein. Dies leistet in der Regel nicht der Pränataldiagnostiker selbst, sondern die Fachärzte für Humangenetik oder ausgebildete Labormediziner. Bei häufigen stattgehabten Fehlgeburten, Verwandtenehen (Konsanguinität), bei vorausgegangener Schwangerschaft mit behindertem Kind, bei unerfülltem Kinderwunsch, bei bekannten oder vermuteten Erkrankungen im Bereich der Blutgerinnung oder des Vitaminstoffwechsels werden hier häufig Befunde erhoben. Es ist beispielsweise möglich, dass Mutter und Vater des gewollten Kindes selbst klinisch gesund sind, jedoch Krankheiten vererben, weil sie diese „heimlich" in den Genen tragen.

Gerinnungsstörungen bei der Mutter sind ein sehr spannendes, verhältnismäßig neues Thema in der Geburtsmedizin. Bestimmte Erkrankungen in diesem Kontext werden angeschuldigt, zu Sterilität, Fehlgeburten und Schwangerschaftskomplikationen wie Minderversorgung des Kindes, Frühgeburt oder Bluthochdruckerkrankungen in der Schwangerschaft zu führen. Das Gerinnungssystem ist hochkomplex und – offensichtlich häufiger als zuvor bekannt – entsprechend störanfällig. In manchen Fällen kann aus einem pathologischen Befund eine Behandlungsoption abgeleitet werden. Die Forschung steht noch am Anfang der diagnostischen Möglichkeiten, und es ist durchaus möglich, dass zurzeit die Bedeutung der Gerinnungsstörungen etwas überschätzt wird. Vielleicht ist es aber auch umgekehrt.

Leitet sich aus einer genetischen Untersuchung der Eltern eine Risikokonstellation für das gewünschte Kind ab, ist das natürlich eine wichtige Information für die Paare. Diese könnten sich überlegen, ob unter diesen Gesichtspunkten eine Schwangerschaft überhaupt in Betracht kommt. Und wenn das so ist, kann abgewogen werden, wie weiter vorgegangen werden soll. Soll das Kind ggf. auch genetisch untersucht werden (wenn es gezeugt ist)? Welche Konsequenz hätte es, wenn das Kind beispielsweise dieselbe Erkrankung hätte wie die Mutter oder der Vater?

Kommentar von Tobias Trappe

Die Ethik neigt ein wenig zum Problematisieren. Man ist „normativ" unterwegs, formuliert Werte, Handlungsgrundsätze und -kriterien, vor deren Hintergrund dann unser Leben und Tun beurteilt werden können – vor allem natürlich in Konfliktfällen. Es gibt aber vielleicht auch so etwas wie eine Ethik der schlichten Dankbarkeit. Als ich das las, konnte ich nicht anders, als einfach dankbar sein. Dankbar sein, dass Menschen, die an ihrer eigenen Krankheit sicher genug zu tragen haben, eben dieses „Schicksal" nicht einfach als das Negative, Schlechte, Nicht-sein-Sollende ausradieren, sondern im anderen und damit ja auch noch einmal in sich selbst annehmen, bejahen, gutheißen. Ich will das nicht glorifizieren. Aber mir scheint dieses Phänomen zumindest in zweierlei Hinsicht nicht unwichtig: Es zeigt zum einen, dass es keinen Automatismus gibt, der bei einer diagnostizierten schweren Erkrankung des Kindes zum Abbruch der Schwangerschaft führt, dass also wirklich gewählt und entschieden werden kann; und es zeigt zum anderen, dass die Annahme eines Kindes (eines anderen Menschen) immer auch etwas mit der Annahme unserer selbst zu tun hat. Was wir in uns selbst bejahen, können wir auch im Anderen und als Anderen bejahen.

4.2 Frühestultraschall bis ca. zur 11. Schwangerschaftswoche

Bei dieser Untersuchung geht es um die Kontrolle der Herztöne und die korrekte Einnistung in die Gebärmutter (Uterus), sowie um die Bestimmung des Schwangerschaftsalters.

Der versiertere Untersucher schließt eine Eileiterschwangerschaft (Extrauteringravidität) aus und misst exakt die Länge des Embryos vom Scheitel bis zum Po (SSL oder CRL).

Damit kann er recht genau sagen, wie alt das Kind tatsächlich ist, und korrigiert ggf. den rechnerischen Entbindungstermin, welcher auf der Basis des Menstruationszyklus bestimmt wurde. Dies wird er tun, wenn der sonografische Geburtstermin um mehr als 5 Tage vom rechnerischen Geburtstermin abweicht. Der sonografische Termin ist dann genauer, was auf der Tatsache beruht, dass alle Kinder bis etwa zur 15./16. SSW ein identisches Wachstum aufweisen. In dieser Phase manifestieren sich recht selten individuelle Unterschiede im Körperwachstum, es sei denn, die Entwicklung ist gravierend gestört.

Ab der ca. 6. SSW kann man das Herz sicher schlagen sehen und die Herzfrequenz messen. Das ist recht wichtig, weil einige schwere Störungen der Schwangerschaft bereits so früh Auffälligkeiten beim Herzschlag verursachen. Ab der ca. 10. SSW können in der Tat schon einige grobe Fehlbildungen sichtbar sein. Es ist natürlich aber noch nicht der eigentliche

Zeitpunkt für eine dezidierte Organdiagnostik. Dieser kommt erst im späteren Verlauf. Der sogenannte Dottersack und die Fruchthöhle sowie das Chorion werden aber beurteilt. Bildmorphologische Veränderungen dieser Strukturen können nämlich ebenfalls auf bestimmte Störungen hinweisen. Bei Mehrlingen ist es unbedingt zu diesem Zeitpunkt notwendig festzustellen, wie viele Fruchthöhlen und Plazenten vorhanden sind. Dies geht später evtl. nicht mehr. Teilen sich mehrere Feten eine Plazenta, sind sie prinzipiell gefährdeter und bedürfen einer engmaschigeren Überwachung. Besteht bereits früh der Verdacht auf eine genetische Störung oder sollen die Chromosomen aus anderen Gründen untersucht werden, kommt in dieser Zeit lediglich eine Chorionzottenbiopsie in Betracht (siehe auch unten: „Invasive Diagnostik").

Wenn allerdings kein Verdacht und lediglich der Wunsch nach definitivem Ausschluss einer Trisomie 21 oder anderer Chromosomenstörungen, z. B. wegen des Alters der Mutter besteht, rät man eher zur Amniozentese in der 16 SSW oder zum NIPT. Diese Untersuchungen bedeuten die geringeren Risiken.

> Die spezielle pränatale Diagnostik hat sich in den letzten Jahren immer weiter in die Frühphase der Schwangerschaft verlagert. Einerseits ist dies wünschenswert, andererseits wirft es viele ethische Konflikte auf.

4.3 Sogenanntes Ersttrimesterscreening (ETS, Nackenfaltenmessung), allgemeine Aspekte

Laut den Empfehlungen der gynäkologischen Gesellschaften sollte jeder Frauenarzt eine schwangere Frau auf die Möglichkeiten der Pränataldiagnostik aufmerksam machen, wenn diese älter als 34 Jahre alt sind. Der Grund dafür ist natürlich die Tatsache, dass mit dem Alter der Mutter das Risiko (Hintergrundrisiko) für Chromosomenstörungen ansteigt. Dieses Risiko entsteht durch Verklebungen von Chromosomen, sodass nicht wie üblich nur zwei Chromosomen ihrer Art, sondern drei in den Zellkern gelangen. Es entsteht eine Trisomie! Auch bei jungen Frauen ist dies zwar nicht ausgeschlossen, mit steigendem Alter der Schwangeren steigt das Risiko aber immer weiter an.

Das Ersttrimesterscreening hat heute zwei medizinische Intentionen bzw. Indikationen:

Zum einen – und das ist die Intention, die zur Etablierung des Erst-trimesterscreenings geführt hat – soll das für alle Schwangerschaften bestehende grundsätzliche „Hintergrundrisiko" für das Vorliegen einer Tri-somie 21 (sowie der Trisomie 13 und 18) individualisiert und spezifiziert werden. Es soll also ein spezielles, „adjustiertes" Risiko für das untersuchte Kind errechnet werden. Die Begriffe „Nackenfaltenmessung" oder „Nacken-transparenzmessung" gelten als Synonym für diese Risikoberechnung. Zum anderen – dies ist eine neuere Entwicklung – soll das Ersttrimesterscreening als „frühes Fehlbildungsscreening" genutzt werden.

Bisher waren die Voraussetzungen für eine solche Fragestellung noch nicht gegeben. Die frühe Schwangerschaftswoche und die oftmals nicht aus-reichende Qualität der Ultraschallsysteme in den Frauenarztpraxen (dort werden die meisten Ersttrimesterscreenings durchgeführt) limitierten die Aussagekraft bezüglich der Fehlbildungen beträchtlich. Heute sind gute Geräte deutlich häufiger verfügbar, und damit wird der Fetus immer häufiger dezidierter beurteilt, was dessen körperliche Entwicklung angeht. Leider existieren noch keine verbindlichen Richtlinien über den Umgang mit den verschiedenen Fragestellungen beim Ersttrimesterscreening. Insofern sollte der Frauenarzt vor der Untersuchung darüber Auskunft geben.

Da zurzeit noch die Indikation „Risikokalkulation" im Vordergrund steht, werden die Kosten der Untersuchung nicht von der Krankenkasse über-nommen. Es handelt sich um eine IgeL-Leistung, deren Kosten von den Patientinnen selbst getragen werden müssen. Anders ist das, wenn der Ver-dacht auf eine frühe Entwicklungsstörung besteht.

4.3.1 Wie funktioniert das Ersttrimesterscreening im Speziellen?

Alle Feten weisen in der frühen Entwicklungsphase eine Flüssigkeits-ansammlung im Bereich des Nackens zwischen der Haut und der Nacken-muskulatur auf (NT, Nackentransparenz oder Nackenfalte). Diese Flüssigkeit verschwindet im Laufe der vorgeburtlichen Entwicklung wieder. Wann, das ist etwas unterschiedlich, zumeist lässt sich in der 15. SSW aber keine Flüssig-keit mehr nachweisen. Kranke Kinder haben in der Regel einen dickeren Flüssigkeitssaum als gesunde Kinder. Je dicker die Flüssigkeitsschicht, desto höher ist die Wahrscheinlichkeit für das Vorliegen einer Erkrankung. Bei sehr verdickter NT ist die Wahrscheinlichkeit für eine Erkrankung sehr hoch. Es gibt, jedoch seltener, Feten mit verdickter Nackentransparenz (NT), die gesund sind. Kein Herzfehler, keine Chromosomenstörung, keine sonstige

Störung. Niemand weiß so recht, was dahintersteckt. Vermutet werden funktionelle Störungen in der Entwicklung des Herzens oder des Lymphsystems, die sich im Verlauf „auswachsen". Leider gibt es für diese Fälle aber noch keine sichere, wissenschaftliche Erklärung.

Woher kommt die Flüssigkeit? Auch bei dieser Frage muss man eigentlich passen, das weiß leider keiner so ganz genau.

Es ist nun so, dass eine dicke Nackentransparenz auf verschiedenste Erkrankungen hinweisen kann! Trisomie 21, andere Trisomien oder Chromosomenstörungen, Fehlbildungen z. B. am Herzen, Stoffwechselstörungen gehören auf die lange Liste der assoziierten Störungen. (Die Liste wird seit Einführung der Nackentransparenzmessung immer länger). Die Nackentransparenzmessung wird fälschlicherweise aber oft als Synonym für ein Screening auf das Vorliegen der Trisomie 21 benutzt, weil es diese Erkrankung ist, die in den meisten Fällen hinter einem auffälligen Befund steckt. Verglichen mit den anderen Erkrankungen auf der Liste ist die Trisomie 21 eine relativ häufige Erkrankung.

Das Ersttrimesterscreening liefert ein spezielles (adjustiertes) Risiko für das Vorliegen der Trisomie 21, ausgedrückt in einem statistischen Verhältnis. Die meisten gängigen Kalkulationsprogramme errechnen zusätzlich ein Risiko für die Trisomie 13 und 18. Die Sinnhaftigkeit dieses Tuns ist für uns sehr fraglich. Eine Trisomie 13 und auch fast immer die des Chromosoms 18 sind mit schweren Fehlbildungen verbunden, die in aller Regel sonografisch erkennbar sind. Die Nackentransparenz ist aber auch hier nicht in jedem Fall deutlich verdickt. Bei der Diagnose dieser Erkrankungen ist also eher das sonografische Bild maßgeblich und weniger das errechnete Risiko auf Grundlage der NT-Dicke. Im Extremfall ist bei vorliegender Erkrankung (Trisomie 13 oder 18) die NT nur mäßig dick oder „normal". Dann errechnet das Programm ein geringes Risiko, und die körperlichen Störungen werden erst deutlich später gesehen. Im Umkehrschluss könnte das errechnete Risiko für eine Trisomie 13 relativ hoch sein, obwohl die Erkrankung bereits sonografisch ausgeschlossen werden konnte. Das führte zu einer großen Verunsicherung.

Weil die Nackentransparenz sonografisch lediglich in der frühen Phase der Schwangerschaft nachweisbar ist, wurde die Untersuchung mit anschließender Risikoberechnung für ein bestimmtes Alter des Fetus validiert. Nur zwischen der 11. und 14. SSW kann die Risikoberechnung durchgeführt werden. Dies entspricht genauer gesagt dem Zeitraum, in dem der Fetus 45–86 mm lang ist (vom Kopf bis zum Steiß gemessen).

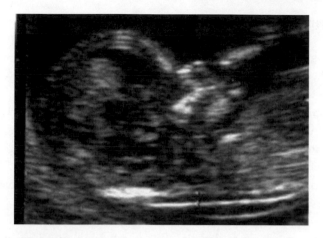

Abb. 4.1 Nackentransparenz

Nach dieser Zeit und auch davor kann es zwar eine messbare Nacken-transparenzverdickung geben, diese kann aber statistisch nicht ausgewertet werden. Keine Zahl, kein Sinn? Natürlich wird ein Fetus mit verdickter Nackentransparenz in der 10. SSW oder der 15. SSW als „auffällig" klassifiziert. Dies berührt jedoch lediglich die Risikokalkulation, die dann nicht durchgeführt werden kann, nicht aber das sonstige Procedere (Abb. 4.1).

4.3.2 Wie wird ein Risiko berechnet? Wer berechnet das Risiko?

Die gängige Philosophie bei der Risikokalkulation setzt nun gewisse Dinge in Bezug zueinander und errechnet daraus das spezifische Risiko für ein Kind. Meistens wird das Alter der Mutter mit dem Alter des Kindes in Schwangerschaftswochen und der Dicke der Nackentransparenz in Zusammenhang gebracht.

Es gibt jedoch auch Kalkulationsprogramme, die das Alter der Mutter nicht berücksichtigen. Einige Programme beziehen zusätzliche Parameter in die Kalkulation ein (Gewicht, ethnische Herkunft, Nikotinabusus, bestimmte Auffälligkeiten am Blutfluss des Kindes, Nasenbein, Gesichtswinkel etc.). Andere machen das nicht. Was im Einzelfall ein bestimmter Parameter tatsächlich an der Risikoberechnung ausmacht und ob er eine echte Relevanz hat, ist umstritten.

Die verschiedenen Berechnungen selbst sind auch für den Untersucher teilweise nicht ganz klar nachvollziehbar, beruhen aber im Wesentlichen auf empirisch erhobenen Daten:

In Reihenuntersuchungen wurden Nackentransparenzmessungen und andere Messungen durchgeführt, welche mit dem Outcome (Kind bei Geburt krank oder gesund?) in ein Verhältnis gesetzt wurden. Je mehr Parameter in die Risikoberechnung einfließen, desto komplizierter sind die Rechenwege.

Hinter jedem Programm stehen teils namhafte Gesellschaften oder Wissenschaftler. Alle meinen, ihr Programm sei das sicherste und beste. Jedenfalls kann in der Fachliteratur immer wieder verfolgt werden, dass es durchaus lebhafte Diskussionen über die verschiedenen Kalkulationen gibt. Die Patientin selbst ahnt meist nicht, dass sie sich in einem Spannungsfeld zwischen verschiedenen Interessen und Auffassungen befindet.

Um mit einem der Programme arbeiten zu können, muss sich ein Arzt zertifizieren lassen. Er muss also eine Prüfung bestehen und nachweisen, dass er die geforderten Methoden und Messtechniken beherrscht. Die Prüfung (das sogenannte Audit) muss jährlich wiederholt werden. Nach bestandener Prüfung bekommt der Arzt das Programm zugesendet, um damit zu arbeiten. Es existiert mittlerweile auch ein Kalkulationsprogramm im Internet zur freien Verwendung ohne eine übliche Zertifizierung. Allerdings ist jede Risikoberechnung mit diesem Tool kostenpflichtig. Inwieweit dieses Angebot jedoch seriös ist, ist fraglich. In der Fachliteratur waren deutlich kritische Stimmen zu lesen.

Die Kriterien für die Zertifizierung sind bei den Gesellschaften teils recht unterschiedlich, ebenso die Maßnahmen zur Überprüfung der Untersuchungsqualität. Diesbezüglich gab es sehr kontroverse Diskussionen, die teils in schweren Anschuldigungen mündeten. Angeblich seien die Kontrollen zu ineffizient, worunter die Qualität leide. In einem Fall führte eine solche Diskussion sogar zur Spaltung einer namhaften Gesellschaft.

Generell wird die Treffsicherheit des Ersttrimesterscreenings mit ca. 90 % für die Trisomie 21 angegeben. Wenn dies so ist, bedeutete es auch, dass 10 % der Trisomie 21-Kinder mit dem Ersttrimesterscreening nicht erkannt würden. Diese Zahlen wurden an ausgewiesenen Zentren ermittelt. Auf der anderen Seite wird eine unbekannte Anzahl gesunder Kinder als auffällig erachtet. Für diese stellt sich die Frage nach weiterer Diagnostik, insbesondere nach genetischer Untersuchung.

Mit dem Ersttrimesterscreening können also viele Feten mit einem Down-Syndrom frühzeitig erkannt werden, das scheint sicher zu sein. Da dies der Wunsch der Schwangeren ist und es so viele davon gibt, muss die Methode flächendeckend zur Verfügung stehen. Dies bedarf einer guten

Organisation und einer Vielzahl von entsprechend zertifizierten Frauen-
ärzten.

Klar, das Zeitfenster, in dem die Untersuchung durchgeführt werden
kann, ist recht kurz, da kann man nicht sechs Wochen auf einen Termin
warten. Pränataldiagnostische Zentren, überwiegend aber niedergelassene
Frauenärzte und Frauenärztinnen übernehmen die Durchführung der
Untersuchungen.

4.3.3 Probleme mit der Auswertung und der Aussagekraft der Ergebnisse

Die Diskussion um die Qualität der Messung selbst wird seit Jahren sehr
rege geführt. Man kann sich auch schon vorstellen, dass Defizite in der
Untersuchungsqualität tatsächlich ein Problem darstellen können. Die
Messung der Nackentransparenz ist nämlich ganz schön schwierig! Der
Fetus selbst ist lediglich 5–8 Zentimeter lang, und man misst Flüssigkeit in
einer Dicke von manchmal unter einem Millimeter! Ultraschallmessungen
in einem derart kleinen Bereich unterliegen vielfältigen Fehlerquellen. Von
der Exaktheit hängt jedoch natürlich die Risikoberechnung ab, denn kleine
Abweichungen führen zu erheblichen Risikosprüngen. Für die Messung der
Nackentransparenz ist es erforderlich, den Fetus in einer genau definierten
Position und in korrekter Einstellung auf den Monitor zu bannen.
Manchmal dauert es allerdings sehr lange, bis sich das Kind dazu entschließt
mitzuspielen. Die Feten drehen sich weg, hüpfen hin und her, schlafen in
falscher Position ein halbes Stündchen, sind manchmal unberechenbare
„Biester"! In seltenen Fällen benötigt man für die korrekte Messung mehr
als 30 min. Wenn man während der Untersuchung auch andere Dinge am
Kind untersuchen möchte, hat man in der Regel die Zeit, bis endlich die
richtige Gelegenheit zum „Schuss" kommt. Es ist aber denkbar, dass der all-
gegenwärtige Zeitdruck oder auch eine schlechtere Geräteausstattung und
andere Faktoren ab und an zu einer nicht optimalen Messung führt, was o.g.
Konsequenzen hätte.

Schallbedingungen sind in diesem Zusammenhang ein sehr gutes Thema!
Die Eihaut (das ist beim Hühnerei das Häutchen zwischen dem Eiweiß und
der Schale) kann in der frühen Schwangerschaft mit der Haut des Fetus
verwechselt werden. Es kann daher vorkommen, dass fälschlicherweise nicht
die Dicke zwischen Nackenmuskulatur und Haut (Nackentransparenz),
sondern zwischen Nackenmuskulatur und Eihaut gemessen wird. Ein fataler
Fehler, denn die gemessene Dicke fällt ja viel zu groß aus! Vermuten Sie jetzt

bitte nicht, dass dies in der Realität völlig ausgeschlossen ist. Es kommt tatsächlich manchmal vor, insbesondere, wenn die Schwangere etwas kräftiger ist oder sonstige Erschwernisse hinzukommen (geringe Fruchtwassermenge, Darmgasüberlagerungen etc.). Da geht es dem „Spezialisten" natürlich nicht anders als dem, der die Schwangere zum „Spezialisten" schickt. Schlechte Bedingungen sind nur zum Teil mit einem besseren Gerät kompensierbar.

Ein weiteres Thema im Zusammenhang mit Fehlerquellen beim Ersttrimesterscreening ist die Messung der Kindslänge (SSL, CRL). Diese geht ebenfalls in die Kalkulation ein. Wird die Länge des Kindes falsch vermessen, z. B. weil es sich gerade zusammenkugelt oder streckt, erwächst daraus bereits ein gravierender statistischer Fehler! Untersuchungen in der eigenen Klinik haben ergeben, dass es eigentlich immer relevante Unterschiede zwischen verschiedenen Untersuchern bei der Messung der Kindslänge gibt. Mehrere Messungen in Folge fallen selbst beim gleichen Untersucher etwas unterschiedlich aus. Auch dieser Punkt macht sich folglich bei der Risikoberechnung teils erheblich bemerkbar.

Ein weiterer interessanter Aspekt beim Ersttrimesterscreenings ist das Spiel mit den Zahlen und Dimensionen. Ist beispielsweise ein Risiko von 1:100 hoch oder niedrig? Was ist mit einem Risiko von 1:1000? Man kann in Aufklärungsgesprächen nach einer Untersuchung immer wieder feststellen, dass Zahlen allzu leicht konsumiert werden und in die Irre führen können. Viele sind es scheinbar nicht gewohnt, in den bei der Berechnung angegebenen Relationen zu denken. Anders ist es mit prozentualen Angaben, damit können viele offensichtlich eindeutig mehr anfangen. Im Folgenden eine kleine nützliche Umrechnungstabelle:

Statistische Umrechnungstabelle

1:2 entspricht 50 %	1:128 entspricht 0,78 %
1:4 entspricht 25 %	1:256 entspricht 0,39 %
1:8 entspricht 12,5 %	1:512 entspricht 0,2 %
1:16 entspricht 6,25 %	1:1024 entspricht 0,1 %
1:32 entspricht 3,125 %	1:2048 entspricht 0,05 %
1:64 entspricht 1,563 %	1:4096 entspricht 0,025 %

Wenn man angibt: „Das Risiko für das Vorliegen einer Trisomie 21 beim Kind beträgt 1:64", sind werdende Eltern häufig bestürzt. Sagt man jedoch: „Das Risiko für das Vorliegen der Erkrankung beträgt 1,563 %, 98,4 % der Kinder sind also gesund", dann führt dies sehr häufig zu einer Entspannung der Sorgenfalten.

4.3.4 Das Thema Laboruntersuchung beim Ersttrimesterscreening

Ein Traum in der Medizin ist es, durch Blutuntersuchung bestimmte Erkrankungen zu diagnostizieren oder auszuschließen. Entzündungsparameter, Tumormarker etc. werden immer wieder neu „erfunden" und heiß diskutiert. Bisher hat sich fast immer eine recht bescheidene Aussagekraft herausgestellt. Beim Ersttrimesterscreening gibt es auch Laborparameter (die sogenannte Biochemie), welche die Genauigkeit der Untersuchung und damit die Aussagekraft erhöhen sollen. Diese Laborparameter stellen also auch „Marker" (Hinweiszeichen) dar. Es handelt sich um Eiweißkörper, welche im Blut der Mutter (nicht im Blut des Fetus!) bestimmt und in die Risikokalkulation einbezogen werden. Es erhöht oder erniedrigt sich also das durch Nackentransparenzmessung ermittelte Risiko. Laut den einschlägigen Studien erhöht sich die Voraussagekraft des Ersttrimesterscreenings um ca. 1–2 Prozentpunkte für die jeweils relevanten Chromosomenstörungen. Die simultane Bestimmung der Laborparameter wird beim Ersttrimesterscreening zumeist zusätzlich angeboten.

Wie so oft gibt es aber auch hier Probleme: Nicht selten kommt es vor, dass die NT sehr schmal ist, folglich ein niedriges Risiko besteht, die Laborparameter aber „schlecht" sind und sich in der Folge dessen das Risiko wieder erhöht. Fälle wie diese kommen recht häufig vor, eine genaue Statistik gibt es jedoch darüber nicht.

Die relevanten Laborparameter unterliegen aber offenbar relativ großen, individuellen Schwankungen und Spannweiten. Die bestimmten Bluteiweiße sind nicht spezifisch, sondern sind in der Schwangerschaft und teils auch im nicht schwangeren Zustand im Blut nachzuweisen. Große intraindividuelle Unterschiede („Tagesform") sind möglich. Auch Grunderkrankungen, die mit der Schwangerschaft nichts zu tun haben, können die Werte verändern. Selbst äußere Einflüsse können den momentanen Wert bei Blutabnahme beeinflussen, z. B. das Rauchen und andere.

Schon im Ansatz stellen sich Zweifel ein, wenn man bedenkt, dass man eine mütterliche Blutuntersuchung durchführt, das Ergebnis aber auf eine andere Person, nämlich das Kind, bezieht. Das Argument, Mutter und Kind seien eine Einheit und beeinflussen sich gegenseitig, zählt nur bedingt.

Tja, was soll man dann sagen, wenn lediglich die Laborwerte das Risiko hochrechnen, die Nackentransparenz aber schmal ist? Man sieht sich das Kind natürlich genauestens an und gibt eine Einschätzung. An den Untersuchungsergebnissen aus dem Labor kommt man schon aus rechtlicher Sicht nicht vorbei. Man muss den Verdacht schon ernst nehmen. Als viel schlimmer kann man aber die Tatsache empfinden, dass eine Schwangere oder ein Paar bereits sehr beunruhigt wurde.

Es kommt vor, dass in solchen Fällen tatsächlich weitere sonografische Auffälligkeiten gefunden werden. Diese erhärten dann den gestellten Verdacht. In diesem Falle wird man eine Fruchtwasseruntersuchung oder einen NIPT empfehlen müssen, nachdem man den Wunsch oder die Ablehnung der Schwangeren bezüglich einer weiteren Abklärung durch eine genetische Untersuchung eruiert hat. In den Fällen mit geringer NT-Dicke und normalem Kind, aber „pathologischen" Laborwerten befindet man sich in einem Dilemma! Die NT ist ein „harter Marker"! Soll heißen: Wenn die NT verdickt ist, verbirgt sich dahinter sehr wahrscheinlich eine ernstzunehmende Erkrankung. Die Laborwerte sind aber ein eher „weicher Marker"! Soll heißen: Sind die Laborwerte auffällig, hat dies eine deutlich geringere Aussagekraft, und man ist nicht einen Schritt weiter.

Leider gibt es keine Statistik, welche Auskunft über die tatsächliche Häufigkeit von Chromosomenstörungen in solchen Fällen gibt. Allerdings gilt auch hier die Statistik, dass es bei 1,5–2 % der invasiven genetischen Untersuchungen (Fruchtwasseruntersuchungen) zu ernsten Komplikationen kommt.

Ein weiterer Aspekt kommt prinzipiell hinzu: Wenn man davon ausgeht, dass die auf Nackentransparenzmessung basierende Statistik mit Vorsicht zu genießen ist (Messfehler etc., s. o.), dann ist es die auf Nackentransparenzmessung und Laboruntersuchungen basierende Statistik umso mehr! Warum soll man also eine zweifelhafte Statistik durch eine noch zweifelhaftere Statistik ersetzen, nur um sehr wenige Fälle der tatsächlich dadurch mehr diagnostizierten Fälle von Trisomie 21 zu rechtfertigen? Im Gegenzug hat man aber eine Vielzahl der Patientinnen mit gesundem Kind in den mentalen Abgrund gestürzt, im schlimmsten Falle sogar riskant operiert.

Die zusätzliche Bestimmung der Laborwerte kostet Geld, das die Schwangere bezahlen muss. Leider ist das Ersttrimesterscreening keine Kassenleistung.

Viele Untersucher verzichten heute bereits auf die zusätzliche Bestimmung der Laborparameter (nach Aufklärung) oder führen diese lediglich auf Wunsch durch.

4.3.5 Hat das Ersttrimesterscreening einen Sinn?

Bereits der primäre Zweck des Ersttrimesterscreenings, nämlich die Suche nach der Trisomie 21, sollte kritisch reflektiert werden. Ein Screening auf Brustkrebs beispielsweise ist grundsätzlich sinnvoll. Dessen Zweck, nämlich die Senkung der krankheitsbezogenen Sterblichkeit, erscheint eingängig. Ist das aber bei der Trisomie 21 gleichfalls so? Ist es notwendig und legitim, jeder Schwangeren die Suche nach der Trisomie 21 zu empfehlen? Natürlich sind die Ängste der werdenden Eltern begründet und nachvollziehbar. Es ist sicher schwer für die Meisten unter uns, damit umzugehen, dass das eigene Kind geistig und/oder körperlich behindert sein könnte. Umso mehr man in die Thematik eintaucht und mit Menschen mit einem Down-Syndrom Kontakt bekommt, desto mehr Facetten der psychischen und gesellschaftlichen Problematik bei Eltern und Kind lernt man kennen. Die Erkrankung wird einerseits insbesondere von Interessensverbänden und Betroffenen als leichtere Störung mit enormem Förderpotenzial charakterisiert. Von diesen wird ein Kind mit einer Trisomie 21 als einzigartig und besonders liebenswert angesehen. Dem entgegen steht die Auffassung von anderen, dass eine geistige und/oder körperliche Behinderung zu gravierenden Problemen für Familien und die Kinder selbst führt. Viele betroffene Schwangere führen insbesondere Ängste für die Zukunft an. Sie fragen sich, was aus ihrem Kind werden soll, wenn sie selbst nicht mehr dafür sorgen können. Auf der Grundlage dieser Betrachtungen besteht also keineswegs ein Konsens bezüglich des Sinns eines generellen Screenings.

Aus diesem Grund muss jede Schwangere für sich selbst entscheiden, welche Bedeutung die Erkrankung des Kindes für sie selbst hat und ob sie die Untersuchung wünscht.

Niemand hat das Recht, diese Entscheidung zu kritisieren, egal, wie sich ausfällt. Allerdings: Jede Entscheidung muss absolut gefestigt sein. Panikreaktionen oder Entscheidungen auf Druck von außen (Familie, Vater des Kindes, Freunde) sollten unbedingt vermieden werden.

Wenn man das so betrachtet, könnte die Untersuchung also tatsächlich einen Sinn ergeben. Es macht jedenfalls keinen Sinn zu sagen, dass die Überprüfung der fetalen Entwicklung grundsätzlich schädlich und unmoralisch ist. Dies stellt wahrscheinlich eine zu extreme Auffassung dar. Schließlich wird dann fast die gesamte Medizin infrage gestellt.

Bevor eine Untersuchung durchgeführt, wird muss zunächst auch noch die Frage nach der Konsequenz überdacht werden. Ist ein Schwangerschaftsabbruch im Falle einer Trisomie 21 undenkbar und hat das Kind einen gesicherten Platz in der Familie? Kommt für eine Frau ein Schwangerschaftsabbruch wegen einer Trisomie 21 infrage? Im ersteren Fall könnte sich eine dezidierte sonografische Untersuchung in der Frühschwangerschaft erübrigen, denn die statistische Berechnung einer Wahrscheinlichkeit würde zu nichts führen. Ein Organscreening in der 20. SSW, zum Ausschluss von Fehlbildungen und Geburtsrisiken, wäre dann möglicherweise indiziert.

Aber auch im zweiten Fall wäre das ETS nur bedingt tauglich, denn es kann keine absolute Sicherheit bezüglich der Fragestellung (Kind krank oder gesund) schaffen. Diese Sicherheit bietet lediglich eine genetische Untersuchung.

Wir sehen also, dass das ETS im Sinne eines Screenings auf das Down-Syndrom sehr umstritten ist.

4.3.6 Abschließende Beurteilung des Ersttrimesterscreenings

Grundsätzlich können wir durch das Ersttrimesterscreening die brennende Frage nach der Gesundheit des Kindes nicht definitiv beantworten. Dies gilt aber für alle Ultraschalluntersuchungen in der Schwangerschaft.

Allerdings kann auch eine genetische Untersuchung weder alle Fragen beantworten noch absolute Sicherheit bieten. Die Trisomien und andere numerische Chromosomenstörungen (Erläuterung siehe oben) können zwar mit sehr hoher Genauigkeit festgestellt werden, jedoch nicht immer.

> Ergo: Was ist die Auflösung des Problems mit der möglichen Krankheit des Kindes: Es gibt keine! Seien sie sich darüber im Klaren, dass das Ersttrimesterscreening lediglich eine statistische Beurteilung Ihres Kindes darstellt.

Und: Trauen Sie dieser Statistik nur sehr bedingt! Die Entscheidung und die Sorge über den Verlauf der Schwangerschaft und den Gesundheitszustand des Kindes kann Ihnen kein Arzt abnehmen. Letztlich müssen Sie für sich selbst klären, welchen Weg Sie gehen wollen. Versuchen Sie es jedoch einmal mit folgendem Lösungsansatz:

- Lassen Sie sich ausgiebig beraten!
- Informieren Sie sich bei Selbsthilfegruppen, bei Beratungsstellen, in Internet-Foren, bei Freunden und Bekannten.
- Hören Sie in Ihr Herz!
- Fragen Sie sich, wie viel Krankheit Sie tragen können.

Wenn Sie sagen, dass ein Kind mit einer Trisomie für Sie in keinem Fall vorstellbar ist, werden Sie sich einer Fruchtwasseruntersuchung mit ihren Risiken unterziehen müssen. Dann haben Sie die maximal mögliche Sicherheit – diesbezüglich. Und selbst nach dem Erhalt eines gefürchteten, genetischen Befundes haben Sie noch immer genügend Zeit, Ihren Weg zu finden. Würden Sie aber wegen einer Trisomie 21 tatsächlich einen Schwangerschaftsabbruch erwägen? Wenn nein, dann sollten Sie eine Amniozentese möglichst vermeiden. Warum dann ein Risiko eingehen?

Für einige wenige Frauen ist der Aspekt der Unsicherheit über den Zustand des Kindes schlicht unerträglich. Möglicherweise haben diese Frauen bereits ein behindertes Kind oder andere entsprechende Erfahrungen gemacht. Diese Frauen wollen einfach die Sicherheit des genetischen Ergebnisses, und zwar auch völlig unabhängig davon, wie es ausfällt. Ihr Argument ist meist: „Wenn ich weiß, dass mein Kind krank ist, kann ich mich darauf einstellen und z. B. schon mal das Leben nach der Geburt planen. Einen Abbruch würde ich aber nie machen." Das kann ein gangbarer Weg sein, allerdings muss sichergestellt sein, dass sich diese Frau des Risikos der Untersuchung bewusst ist.

Zunächst hat der Triple-Test, dann das Ersttrimesterscreening und heute der NIPT (siehe unten) dazu geführt, dass immer mehr Kinder mit einer Trisomie 21 pränatal diagnostiziert werden. Die meisten Schwangeren, man schätzt, dass es 80–90 % sind, entscheiden sich nach der Diagnose für einen Schwangerschaftsabbruch. In unserer Gesellschaft werden jedenfalls immer weniger Kinder mit einer Trisomie 21 oder anderen Behinderungen geboren. Der Abbruch ist in Deutschland rechtlich möglich, und wir meinen, dass er auch moralisch legitim sein kann. Die Entscheidung zum Schwangerschaftsabbruch muss aber sehr gut reflektiert werden. Vor der Entscheidung muss viel Aufklärungsarbeit geleistet werden (s. o.).

Das wichtigste Instrument der pränatalen Diagnostik in der Frühschwangerschaft war bis vor ganz wenigen Jahren das Ersttrimesterscreening. NIPT allerdings gewinnen nun stark an Bedeutung. Sollten diese bald Kassenleistung sein, dann werden Frauen auf das Ersttrimesterscreening verzichten wollen. Dieses ist nämlich eine Selbstzahlerleistung.

4.4 Nichtinvasiver Pränataltest: geniale Innovation oder Teufelswerk?

Im Spannungsfeld zwischen der unentdeckten Chromosomenstörung und dem Risiko bei der Abklärung durch eine Punktion war es schon früh ein Traum der Pränataldiagnostiker (aber auch der Eltern), eine ungefährliche, leicht verfügbare und aussagekräftige Untersuchungsalternative in der Frühschwangerschaft zu haben.

Die Entwicklung des nichtinvasiven Pränataltests stellte dann also alles Bisherige auf den Kopf und glich einer Revolution in der Pränataldiagnostik.

NIPT steht nämlich für eine ungefährliche Blutentnahme bei der Mutter, mit anschließender Analyse der darin befindlichen chromosomalen Bestandteile des Ungeborenen.

In der Tat wurde entdeckt, dass bereits schon in der Frühschwangerschaft (ab der 9. SSW) Anteile der fetalen DNA (Bruchstücke zellfreier DNA, cffDNA) im Blut der Mutter zirkulieren. Diese können nachgewiesen werden. Aus diesen Bruchstücken wiederum können Rückschlüsse auf die tatsächlich vorhandene DNA des Ungeborenen gezogen werden. Hierdurch ist es möglich, mit sehr hoher Wahrscheinlichkeit vorherzusagen, ob ein Kind möglicherweise eine Chromosomenstörung aufweist. Im Speziellen geht es bei NIPT um die Detektion von Trisomien (13, 18, 21) und um die Geschlechtschromosomen. Grundsätzlich ist es aber auch möglich, alle anderen Chromosomen zu „bestimmen".

Die Blutabnahme kann bei der Mutter ab ca. der 9. SSW durchgeführt werden. Meistens wird der Test aber erst etwas später, also in der 12./13. SSW angeboten und durchgeführt, weil er dann auch mit einer Ultraschalluntersuchung kombiniert wird (ETS).

Es ist unbedingt wichtig zu wissen, dass es sich bei NIPT nicht um eine direkte Untersuchung der Chromosomen handelt. Die technischen Mittel erlauben nur indirekte Rückschlüsse auf die Chromosomen und sind nicht vergleichbar mit den Ergebnissen beispielsweise nach einer Amniozentese.

Dennoch ist die Genauigkeit der Untersuchung sehr hoch. Die Sicherheit wird mit bis zu 99 % angegeben.

Nach langen Diskussionen mit Kritikern der Untersuchung wurden NIPT im Jahre 2019 in das Zulassungsverfahren für die Implementierung in den Leistungskatalog der Krankenkassen aufgenommen. NIPT werden also von der Kasse künftig bezahlt, aber lediglich dann, wenn eine medizinische Indikation vorliegt. Diese Indikation kann vom Arzt gestellt werden, wenn die Schwangere das 35. Lebensjahr erreicht hat oder sonstige Risiken für eine Chromosomenstörung vorliegen (beispielsweise ein auffälliger Ultraschallbefund). Alle anderen Frauen können sich natürlich auch einem NIPT unterziehen. Sie müssen den Test dann aber selbst bezahlen. Die Kosten sind in den letzten Jahren sehr stark gesunken, staffeln sich aber auch nach dem gewünschten Umfang der Untersuchung. Letzterer kann heute im Rahmen des methodisch Möglichen frei definiert werden.

NIPT haben je nach Ergebnis das Potenzial, tatsächlich extrem hilfreich zu sein. Bei der reinen Altersindikation (Schwangere über 34 Jahre) können sie zur Beruhigung führen oder auch ggf. für Klarheit sorgen, wenn das Testergebnis auffällig ist. Durch NIPT können sicherlich auch riskante Fruchtwasseruntersuchungen vermieden werden.

Bei einer unauffälligen Ultraschalluntersuchung gepaart mit einem auffälligen NIPT ist es aber immer so, dass vor weiteren Schritten (hier geht es um die Frage des Schwangerschaftsabbruches) unbedingt dann doch eine Fruchtwasseruntersuchung durchgeführt werden muss. NIPT beweisen nämlich nichts. Sie sind im Grunde – wie das ETS – nur statistische Erhebungen und liefern am Ende auch nur Wahrscheinlichkeiten und keine Wahrheit.

Allerdings gilt ein auffälliger Ultraschallbefund gepaart mit einem auffälligen NIPT-Ergebnis dann möglicherweise schon als ausreichend abgesicherte Diagnose.

Seit der Einführung des ETS hat sich die Anzahl der durchgeführten Amniozentesen bereits deutlich vermindert. Die Anzahl ist nun mit der steigenden Zahl der NIPT-Untersuchungen nochmals gesunken.

Beim NIPT können, wie erwähnt, auch die Geschlechtschromosomen untersucht werden. Aufgrund der Bestimmungen im Gendiagnostikgesetz ist die Mitteilung des Geschlechtes aber erst ab 12 + 0 p.c. oder 14 + 0 p.m. erlaubt. Dies soll einer Geschlechterselektion vorbeugen.

Kritiker der Methode bemängeln vor allem das Potenzial zur Selektion. Diese Selektion bezieht sich insbesondere auf die Möglichkeit, dass sehr viele Schwangere – einem Screening gleich – diese Tests in einer sehr frühen Schwangerschaftswoche durchführen lassen, um dann beim positiven Ergebnis einen frühen Abbruch der Schwangerschaft haben zu wollen. In der Tat ist dies auch denkbar. Wenn die Schwangere nämlich einen auffälligen Befund in der – beispielsweise – 10. SSW erhält, hat sie nach deutscher Rechtsprechung die Möglichkeit, innerhalb der sogenannten Fristenregelung einen Abbruch vornehmen zu lassen. Sie benötigt dafür lediglich einen Beratungsschein von einer Beratungsstelle für Schwangerschaftskonflikte. Es besteht also die Gefahr, dass völlig unreflektiert und quasi einer Panikreaktion gleich ein Abbruch vorgenommen wird, ohne dass der Beweis für eine wirkliche Erkrankung vorliegt. Dies birgt das Risiko von erheblichen Konflikten und Krisen, die daraus erwachsen, dass viele Frauen sich im Anschluss Vorwürfe machen, eben nicht reflektiert gehandelt zu haben.

Natürlich muss auch intensiv und kritisch reflektiert werden, was es bedeutet, wenn künftig beispielsweise fast alle Schwangerschaften mit einer Trisomie 21 oder einem Turner-Syndrom abgebrochen werden.

Es kommt noch hinzu, dass entgegen unserem gesellschaftlichen Konsens – gespiegelt im Gendiagnostikgesetz – doch eine sehr frühe Geschlechtsbestimmung durchgeführt wird, die dann ebenfalls die Konsequenz eines Schwangerschaftsabbruches nach sich ziehen würde. Dies ist zwar nach der westlichen Vorstellung sehr befremdlich und eigentlich undenkbar, dennoch anderenorts nicht unüblich. Auch in Deutschland könnte das „falsche" Geschlecht einem Todesurteil gleichen, wenn es sehr früh bekannt wäre. Und eben dies ist trotz der Gesetzeslage in Deutschland auch möglich, weil die Blutproben teils in anderen Ländern ausgewertet werden, wo eine solche Restriktion/Regelung nicht besteht.

Bei genauerer Betrachtung wird das Potenzial der NIPT immer interessanter, bereitet neben weiteren Hoffnungen aber auch weitere Ängste. Die Wissenschaft wird künftig immer genetischer! Dies soll heißen, dass die genetischen Untersuchungsmöglichkeiten, aber auch die genetischen Behandlungsmöglichkeiten immer bedeutsamer werden. Bei den NIPT beispielsweise arbeiten wissenschaftliche Arbeitsgruppen an einer Vielzahl von weiteren Untersuchungsmöglichkeiten am ungeborenen Leben. Teils betrifft dies nicht nur wirkliche Erkrankungen, sondern eben auch körperliche Funktionen und anatomische Gegebenheiten ohne einen krankhaften Wert. Letzteres wird sehr kritisch diskutiert werden müssen, weil man an dieser Stelle sehr leicht ethische Grenzen überschreiten könnte.

Eine sehr aktuelle Entwicklung ist beispielsweise die potenzielle Änderung des Umgangs bei einer schweren Schwangerschaftskomplikation, der sogenannten Rhesus-Unverträglichkeit. „Rhesus" steht dabei für eine Eigenschaft unserer Blutgruppen. Manche Menschen haben Rhesus, andere aber nicht (Rhesus-Faktor negativ oder Rhesus-Faktor positiv). Rhesus-negative schwangere Frauen haben nun das Risiko, dass es zu sehr ernsthaften Komplikationen kommen könnte, wenn das sich entwickelnde Kind eine Rhesus-positive (D positiv) Blutgruppe vom Vater vererbt bekommen hat. In diesem Fall könnten nämlich von der Mutter Antikörper (gegen Rhesus oder D) gebildet werden, welche sich gegen das Kind richten und beispielsweise zur Abstoßung der Frucht führen.

Bisher war es nun so, dass grundsätzlich alle Rhesus-negativen Mütter, sowohl in der Schwangerschaft als auch ggf. nach der Geburt, ein spezielles Medikament bekommen haben, welches diese Komplikation verhindern konnte. Bei diesem Medikament handelt es sich um einen Antikörper (ein Blutprodukt also), welcher verhindern kann, dass der Organismus der

Mutter selbst Antikörper bildet. Dies war nötig, weil man die Blutgruppe des Kindes nicht kannte und deswegen vorsorglich annehmen musste, dass das Kind Rhesus-positiv ist. Nach der Geburt wurde dann bei jedem Kind die Blutgruppe bestimmt und nur im Fall der Rhesus-Positivität des Kindes die Behandlung bei der Mutter wiederholt.

Moderne NIPT können die Blutgruppe des Kindes (und damit auch die Rhesus-Eigenschaft) bereits ab der 12. SSW bestimmen. Dies bringt den Vorteil, dass nur noch die schwangere Rhesus-negative Frau mit einem Rhesus-positiven Kind die o. g. Injektion benötigt. Statistisch gesehen sind dies ca. 60 % aller dieser Schwangeren. NIPT sparen an dieser Stelle also die Gabe eines Blutproduktes mit seinen potenziellen Risiken ein, was unbestritten sehr sinnvoll ist. Insofern werden diese speziellen NIPT eine Zulassung bekommen, und wir können davon ausgehen, dass das bisherige Procedere mit der automatischen Verabreichung der Spritze in den allermeisten Fällen verlassen werden kann. Hiermit ist noch im Jahre 2021 zu rechnen.

Ungleich schwierigere Fragen stellen sich aber bei Tests in der Frühschwangerschaft, die beispielsweise ein „Brustkrebsgen", eine Mukoviszidose oder eine sonstige Krankheit oder Krankheitsveranlagung nachweisen können. Was würde es für die Weiterführung der Schwangerschaft bedeuten? Wie sollten sich die Mütter und Eltern entscheiden? Die Schwangerschaft abbrechen ohne zu wissen, wie das Kind mit der Krankheit oder der Veranlagung leben könnte? Die Schwangerschaft weiterführen und das Kind damit dem Risiko aussetzen?

Nun, diese Fragen stellen sich in Deutschland glücklicherweise nicht alle (anderswo aber schon), denn viele prinzipiell mögliche genetische Untersuchungen sind bei uns aus gutem Grund verboten. Denkbar ist in diesem Zusammenhang aber, dass eine Schwangere bestimmte Tests einfach im Ausland veranlassen möchte.

Das Potenzial des nichtinvasiven Pränataltests und anderer genetischer Testsysteme ist längst nicht ausgeschöpft. Aktuelle Entwicklungen bei der SARS-CoV-2-Impfung (mRNA-Impfstoffe) haben damit zwar nichts zu tun, implizieren aber die atemberaubende Dynamik der allgemeinen Entwicklung auf dem Gebiet der genetischen Forschung.

Kommentar von Tobias Trappe:

Kann ich mich darauf einstellen: Dieses Argument wirkt angesichts der hohen Abbruchquote natürlich etwas vorgeschoben. Es kann aber vielleicht auch Anlass zu der Frage geben, worauf ich mich denn eigentlich „einstellen" kann und soll – beim kranken nicht weniger als beim gesunden Kind. Das erste, woran man hier sicher denkt, das sind natürlich sehr pragmatische Dinge: Von den Anziehsachen über soziale Unterstützungseinrichtungen bis hin zu medizinischen Therapien – je nachdem. Einstellen kann natürlich auch heißen: Sich innerlich, „psychisch", darauf einstellen, sich darauf vorbereiten. Ich will hier nur auf einen Punkt hinweisen. Jedes Kind – ob gesund oder ungesund – ist etwas schlechterdings Neues, eine echte Innovation, die alles in den Schatten stellt, was technologisch an Erfindungen auch nur möglich ist. Ein Kind bringt geradezu ein „anarchisches" Element in das etablierte System. Jede Geburt ist eine Revolution, Sand im Getriebe der gesellschaftlichen Reproduktion und Bedürfnisbefriedigung. „Gerade die Primärgruppe der Familie wird in ihrer Struktur durch die Existenz eines neuen Mitglieds unvermeidlich revolutioniert", – so hat es der Philosoph Robert Spaemann einmal formuliert. Da ist – glaube ich – etwas Wahres dran. Der „Witz" von Kindern ist gerade, dass sie das Leben der Eltern umkrempeln, vielleicht nicht bei allen im gleichen Umfang, vielleicht nicht total, aber doch ziemlich umfassend.

Kinder sind eine 100 %-Garantie auf Überraschungen. Sich darauf einstellen – vielleicht sollte das (auch) bedeuten: das eigene Leben ein Stück weit aus der Hand geben. Es beginnt spätestens mit der Geburt: Denn die Eltern müssen immer auch Abschied nehmen von dem, was man das „imaginierte Kind" genannt hat, also von jener (mit Wünschen, Hoffnungen, Träumen, aber natürlich auch mit Ängsten angereicherten) Vorstellung, die sich alle Eltern von ihrem Kind machen. Dieser Abschied ist ja keineswegs nur etwas Negatives. Hier und in der ganzen weiteren Elternschaft ist der „Kontrollverlust" geradewegs die Bedingung, um das eigene Leben in der Begegnung mit dem Kind wieder zurückzugewinnen, und zwar in verwandelter Form. Eine Gefahr der PND liegt möglicherweise auch darin, dass sie eine verbreitete Neigung unserer Gesellschaft insgesamt verstärkt: die Neigung zur „Verblüffungsresistenz" (H. Lübbe).

4.5   Invasive Diagnostik

Unter dem Begriff der invasiven Diagnostik subsumiert man alle Untersuchungen, welche in irgendeiner Form mit dem Gebrauch einer Nadel zusammenhängen: Fruchtwasserentnahmen, Entnahme von Plazentagewebe oder fetalem Blut, Entnahme von Gewebe des Kindes oder dessen Körperflüssigkeiten und auch fetale Narkosen. Der Zweck der Untersuchung kann dabei sehr unterschiedlich sein. In der Phase der Frühschwangerschaft dient die Untersuchung zumeist der Analyse der Chromosomen und nennt sich Amniozentese (Abb. 4.2) oder Chorionzottenbiopsie

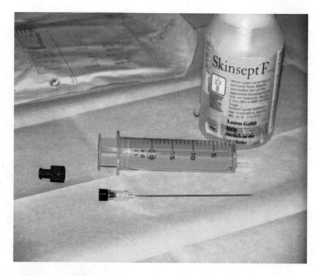

Abb. 4.2 Vorbereitung zur Punktion

4.5.1 Amniozentese (Fruchtwasseruntersuchung)

Im Fruchtwasser befinden sich tatsächlich die Zellen des Kindes in freier Form. Sie stammen aus dem Harntrakt des Kindes (Fruchtwasser ist zum großen Teil „Pipi" vom Kind) oder sind an der Haut abgeschilfert. Durch die Entnahme des „Wassers" erwischt man eigentlich immer auch Zellen des Kindes, die dann genetisch im Labor untersucht werden können. Für eine aussagekräftige Untersuchung mit Endbefund ergattert man aber immer zu wenige Zellen, sodass diese vor der Auswertung in einer Kultur vermehrt werden müssen. Deshalb dauert die Untersuchung etwa 10–14 Tage bis zum Vorliegen eins Endergebnisses.

Es gibt die Möglichkeit von „Schnelltests", die ein erstes Ergebnis innerhalb von 24 h liefern können. Einer davon nennt sich FISH-Test und funktioniert mittels sogenannter Gensonden. Dabei werden wenige Zellen des Kindes mit einem „Farbstoff" versehen, der dann im zweiten Schritt durch eine chemische Reaktion sichtbar gemacht werden kann. Allerdings kann so nur die bloße Anwesenheit des Chromosoms und die Anzahl dessen routinemäßig erkannt werden, nicht aber die Struktur. Außerdem werden (hauptsächlich aus Kostengründen) nur die „wichtigsten" Chromosomen untersucht. Das sind die Chromosomen 13/18/21 und die Geschlechtschromosomen.

In Wirklichkeit können Sonden und dazugehörige „Farbstoffe" für fast alle Chromosomen hergestellt werden. Dies kommt jedoch eigentlich nur bei dezidierten Fragestellungen in Betracht.

In einem günstigen Fall schreibt der Humangenetiker im Befund etwa: „Mädchen (oder halt Junge). Kein Anhalt für eine Trisomie 13/18/21. Das Endergebnis muss jedoch abgewartet werden." Übersetzt heißt das: Sehr wahrscheinlich keine der besagten Trisomien (Sicherheit immerhin ca. 95 %), und Mädchen (oder halt Junge). Über andere Chromosomen oder über die Struktur, auch der untersuchten Chromosomen, kann nichts ausgesagt werden.

Weitere Fallstricke bei dem genannten Ergebnis: Wurde im Ultraschall „eindeutig" ein männliches Genital gesehen, das genetische Ergebnis lautet aber „Mädchen", stimmt möglicherweise etwas nicht. Dann hat man sich vielleicht beim Blick zwischen die Beine geirrt (was in einer Kontrolle zu überprüfen wäre). Vielleicht hat man fälschlicherweise die Zellen der Mutter genetisch untersucht? Möglich ist aber beispielsweise auch, dass das Kind eine zugrunde liegende Erkrankung hat, die sich in der falschen Ausbildung der äußeren Geschlechtsorgane zeigt.

Testversager können durch Fehler bei Substanzen, Verunreinigungen, unkorrekten Abläufen, schwierigen „Zellverhältnissen" etc. vorkommen.

Ein weiterer Schnelltest nennt sich PCR (Polymerasekettenreaktion). Dabei wird durch Enzyme die Anzahl der Gene und Chromosomen im Reagenzglas vervielfältigt, sodass diese nicht langwierig in der Zellkultur vermehrt werden müssen. Vorteil: Das Ergebnis ist für die untersuchten Parameter noch sicherer als der FISH-Test (Abb. 4.3). Ansonsten gelten aber die gleichen Einschränkungen wie bei diesem Test. Außerdem ist das Verfahren deutlich teurer und kommt deshalb oft nicht für die Routine in Betracht.

4.5.1.1 Ablauf der Fruchtwasseruntersuchung

Da man lediglich Flüssigkeit entnimmt, kann die Punktionsnadel sehr dünn sein. Die freien Zellen passen da schon durch! Je dünner die Nadel, desto weniger Komplikationen und auch weniger Schmerz. Allerdings ist mit etwas Schmerz und Kreislaufreaktion schon zu rechnen, vor allem, wenn die Wand der Gebärmutter durchdrungen wird. Ist ja auch klar: Schmerz ist ein Warnsignal, und grundsätzlich war nie vorgesehen, dass eine Nadel in den schwangeren Bauch eingeführt wird. Im Gegenteil: Die Natur möchte die Schwangerschaft vor allem Bedrohlichem schützen.

Abb. 4.3 FISH-Test

Der Schmerz ist aber durchaus erträglich! Betäuben kann man kaum, und wenn, dann nur die Haut und nicht die Gebärmutter selbst. Die eigentliche Punktionsnadel ist jedoch in der Regel dünner als die Nadel, mit der die Haut betäubt werden kann. Insofern macht Betäubung wenig Sinn. Die Punktionsnadel kann man im Ultraschall gut sehen und deren Position und den Verlauf verfolgen. Man weiß also immer, wo sich der Fetus befindet und wo die Nadel. Die Verletzungsgefahr für das Kind ist somit äußerst gering.

Viele Kinder „spielen" auch während der Fruchtwasserentnahme mit der Nadel, als passiere endlich mal etwas Spannendes in der Gebärmutter.

Es werden ca. 10 ml Fruchtwasser entnommen, was ungefähr 30 s dauert. Anschließend wird die Nadel sofort entfernt. Nach der Untersuchung sollte die Schwangere etwa 30 min liegen.

Falls es zu Komplikationen kommt, treten diese zumeist innerhalb der ersten 24 h auf. Deshalb muss sich die Patientin nach jeder Punktion einen Tag komplett zu Hause schonen und am Folgetag ebenfalls in ihrer körperlichen Tätigkeit einschränken. Ihr Frauenarzt/ihre Frauenärztin wird am Tage nach der Punktion eine Kontrolle durchführen und, falls die Schwangere berufstätig ist, eine Krankmeldung ausstellen. Die entnommene Fruchtwassermenge füllt sich sehr schnell wieder auf (Fruchtwasser ist „Pipi" vom Kind).

Die Hauptgefahr bei der Amniozentese ist die Verursachung eines Blasensprungs, was heißt, dass durch das entstandene Loch in der Eihaut das

Fruchtwasser entweichen kann. Dies wiederum kann einerseits dazu führen, dass nichts mehr davon da ist und das Kind hierdurch auf längere Dauer geschädigt wird. Das Fehlen von Fruchtwasser über einen langen Zeitraum kann zu einer bleibenden Schädigung der fetalen Lungen führen. Außerdem kann es zu Versteifungen der Gelenke des Kindes führen, weil dessen Bewegungen nur sehr eingeschränkt möglich sind. Andererseits kann ein vorzeitiger Blasensprung zu einer Entzündung der Fruchthöhle mit Übergreifen auf das Kind oder zu einer vorzeitigen Wehentätigkeit mit der Gefahr einer Fehlgeburt führen. Im allerschlimmsten Fall könnten wir ein völlig gesundes Kind verlieren!

Sollte es aber zu einem Blasensprung kommen, gibt es eine ca. 60 %ige Chance, dass sich das Loch im Verlauf von manchmal Wochen wieder verschließt, die Fruchtwassermenge sich auffüllt und die Schwangerschaft ganz normal weitergeht. Allerdings ist das immer mit einem längeren stationären Aufenthalt verbunden. Neben der Indikationsstellung zur Untersuchung (soll ich oder lieber nicht) ist der Zeitpunkt der Untersuchung ganz entscheidend! Niemals zu früh! Am besten erst nach der 15. SSW.

Das hat einen guten Grund, den man sich am Beispiel des Hühnereis verdeutlichen kann: Hinter der harten Schale liegt eine helle Membran, die Eihaut. Bei einem frischen Ei klebt das Häutchen am Eiweiß, und man ärgert sich sonntagsmorgens unter Umständen, weil man das Ei nicht so gut pellen kann. Bei einem älteren Ei klebt die Haut aber an der Innenseite der Schale und löst sich gemeinsam mit der Schale vom Eiweiß. Das gleiche Phänomen gibt es auch beim Menschen! Je älter die Schwangerschaft ist, desto wahrscheinlicher klebt die Eihaut fest an der Innenwand der Gebärmutter (welche in unserem Beispiel der Schale des Hühnereis entspricht).

Soweit, so gut. Nun stelle man sich bitte einen Kindergeburtstag vor. Die Kinder sollen verblüfft werden. Man sticht mit einer Nadel in einen Luftballon und erschreckt alle Kinder mit dem lauten Knall. Anschließend nimmt man einen neuen Ballon und klebt einen Tesastreifen darauf. Sticht man nun durch das Tesa in den Ballon, dann freut man sich über die großen, staunenden Kinderaugen, denn der Knall bleibt diesmal zu aller Überraschung aus! Was ist passiert? Der Streifen verhindert das Platzen des Ballons durch Neutralisierung der Fliehkräfte.

Beim Menschen liegt die Eihaut zunächst um das Kind herum und ist nicht verklebt. Dies ändert sich im Verlauf durch Zunahme der Fruchtwassermenge. Ab ca. der 15. SSW liegt die Eihaut der Gebärmutter an und verklebt. Bei der Amniozentese ist dann die Wahrscheinlichkeit eines Blasensprunges sehr viel geringer! Wenn das Kind also völlig normal aussieht und kein gravierender Verdacht besteht, sollte das Risiko einer gewünschten

Untersuchung natürlich so klein wie möglich gehalten werden. Dann sollte die Untersuchung erst ab der 16. SSW erfolgen. Anders ist das möglicherweise bei hochgradigem Verdacht auf eine Fehlbildung oder bei positivem Markerscreening. In diesem Fall kann es sinnvoll sein, die Untersuchung früher durchzuführen und damit auch ein höheres Risiko einzugehen. Dies hängt damit zusammen, dass ein möglicherweise gewünschter Schwangerschaftsabbruch umso schwieriger ist, je später er durchgeführt wird. Das muss genau abgewogen und besprochen werden. In manchen Fällen ist es wichtig, die Art der Untersuchung zu ändern. In früheren Wochen ist in der Regel eine Chorionzottenbiopsie besser.

4.5.2 Chorionzottenbiopsie

Bei der Chorionzottenbiopsie wird Gewebe aus der Plazenta, nicht aber Fruchtwasser, entnommen. Die Plazenta besteht neben mütterlichen Anteilen auch aus kindlichen Anteilen, sodass das entsprechende Erbgut untersucht werden kann. Weil eben Gewebe entnommen wird, muss die Nadel entsprechend dicker sein. Die dickere Nadel bedeutet aber auch mehr Schmerz. Dieser Schmerz ist deutlich größer, jedoch ist die Dauer der Untersuchung kürzer. Jetzt kann man sich aussuchen, was günstiger ist. Früher hat man die Biopsie meist mithilfe eines Katheters durch den Muttermund durchgeführt, heute wird von der Bauchdecke aus unter Ultraschallsicht punktiert. In der Regel führen nur erfahrene Untersucher die Punktion durch.

Man wird möglichst nicht durch die Eihaut (Amnion) stechen, damit besteht ein geringeres Risiko für einen Blasensprung, und die Untersuchung kann frühzeitiger durchgeführt werden. Es bestehen aber andere Risiken, wie Blutung und Komplikationen an der Plazenta oder Verletzung von mütterlichen Organen, beispielsweise dem Darm. Um auszuschließen, dass das falsche Erbgut untersucht wird (nämlich das der Mutter), sollte immer simultan das Erbgut der Mutter aus deren Blut analysiert werden und mit der Probe aus der Plazenta verglichen werden.

4.5.2.1 Ablauf der Chorionzottenbiopsie

Durch Ultraschall optisch überwacht, wird die Nadel über die Bauchdecke in die Plazenta eingeführt. Es gilt nun, Gewebe aus der Plazenta abzuschilfern. Dies tut man, indem man die Nadel häufiger (7- bis 8-mal) und recht schnell hin und her bewegt. Es löst sich Gewebe, welches durch die dickere Nadel in ein Nährmedium in einer Spritze überführt wird.

Die Humangenetiker sollten möglichst anwesend sein, um die Proben-
auswertung sofort beginnen zu können. Theoretisch kann die Probe schnell
mittels Mikroskopie ausgewertet werden (ca. 24 h), weil ausreichend Zellen
vorhanden sind.

Manchmal klagen die Genetiker aber über die schlechtere Qualität der
Zellen (im Vergleich zu Zellen aus dem Fruchtwasser), sodass sie lieber eine
PCR (s. o.) durchführen.

Dennoch kommt das erste Ergebnis in der Regel sehr viel schneller als bei
der Amniozentese und ist dann auch sehr sicher. Eine Langzeitkultur wird,
wie bei der Amniozentese, immer angelegt. Natürlich gibt es auch Fälle, in
denen die Zellen nicht ausgewertet werden können oder zu wenige Zellen
gewonnen wurden. Dies ist aber sehr selten. Bei der Chorionzottenbiopsie
kann der bei der Amniozentese üblicherweise bestimmte Zusatzmarker AFP
für sogenannte Spaltbildungen („offener Rücken") nicht ermittelt werden.
Das ist aber nicht so schlimm, weil das AFP in der Regel kein wichtiger
Marker ist. Schließlich werden Spaltbildungen viel besser sonografisch
gesehen.

Laut neuerer Studien ist das Risiko der Chorionzottenbiopsie nur
geringfügig höher als das der Amniozentese. Letztere wird dennoch
sehr viel häufiger durchgeführt, wahrscheinlich weil sie einfacher und
weniger schmerzhaft ist.

Liegt die Plazenta an ungünstiger Stelle, z. B. an der hinteren Gebär-
mutterwand, kann es sehr schwierig oder gar unmöglich sein, an diese heran
zu kommen, um eine Probe zu entnehmen. Es gibt dann die Möglichkeit
des Abwartens, weil sich die Verhältnisse im Laufe der Schwangerschaft
ändern und die Untersuchung später ggf. risikoärmer durchführbar ist.

4.5.3 Blutabnahme beim Kind

Die Zellen im Blut des Kindes können natürlich genetisch untersucht
werden. Es ist aber nicht so einfach dem ungeborenen Kind Blut abzu-
nehmen. Hierfür sticht man in der Regel in die Nabelschnur und nimmt
ein wenig Blut ab. Die Prozedur ist in der Regel ab der 18. SSW machbar
und prinzipiell etwas riskanter und schwieriger als eine Amniozentese. Das
Ziel der Punktion, nämlich die Nabelschnurvene, ist schließlich nur wenige
Millimeter dick und flotiert frei in der Fruchthöhle. Die Punktion wird also
weniger zwecks einer reinen genetischen Untersuchung durchgeführt, wohl
aber bei anderen Fragestellungen.

Wenn sowieso Blut abgenommen werden muss, besteht prinzipiell auch die Möglichkeit, simultan das Erbgut zu untersuchen. Die Genetiker freuen sich in der Regel über die gute Qualität der Zellen und liefern schnell ein zuverlässiges Ergebnis (nach vorherigem Vergleich mit dem Erbgut der Mutter, um Verwechselungen auszuschließen).

Auch aus anderen Körperflüssigkeiten des ungeborenen Kindes (Urin, Ergüsse etc.) können dessen Chromosomen untersucht werden. Dies ist aber so selten nötig und so speziell, dass es nicht Gegenstand dieser Ausführungen sein soll.

4.6 Vorsichtiger Einsatz der invasiven Diagnoseverfahren

Im Allgemeinen kann man sagen, dass eine genetische Untersuchung natürlich probat ist und Sinn machen kann. Niemals darf diese aber unreflektiert erfolgen. Zu groß ist die Gefahr für die Schwangerschaft, und zu viele Fragen müssen zunächst erörtert werden. Insbesondere auch die Frage nach dem Zweck und der Konsequenz. In den letzten Jahren ist nach Fokussierung der Aufklärung und besonders nach der Einführung anderer Untersuchungsmethoden die Untersuchungsfrequenz erheblich gesunken. Dies ist auch ein Erfolg der Ultraschalluntersuchung. Viele Frauen und Paare entscheiden sich nach unauffälliger Ultraschalluntersuchung und nach eingehender Beratung heute gegen eine invasive Diagnostik.

Es gibt allerdings auch viele invasive Untersuchungen, die auf der Basis von unbegründeten Befunden oder fraglichen Erscheinungen im Ultraschall durchgeführt werden. Ein Mehr an sonografischer Diagnostik und Aufklärung kann immer auch unvorhergesehene Fragen aufwerfen und führt nicht immer zu mehr Sicherheit. „Gesundheit ist der Mangel an Diagnostik." An diesem Postulat ist immer auch etwas dran. Im Rahmen der natürlichen Sorge um die eigene Schwangerschaft impliziert dieser Zusammenhang aber immer auch die gefühlte Verunsicherung.

Invasive Untersuchungsmethoden werden künftig nur noch sehr speziellen Untersuchungen vorbehalten sein.

4.7   Organultraschall um die 20. Schwangerschaftswoche

Um die 20. SSW findet man die optimalen Bedingungen, um die Organe des Kindes anzusehen. Jetzt sind diese in der Regel alle entwickelt und müssen nur noch wachsen. Dennoch sind sie schon so groß, dass sie ausreichend beurteilt werden können. Außerdem sind die knöchernen Strukturen des Kindes noch nicht so hart, dass, nicht wie im späteren Verlauf, der Schall sehr gut durch das Gewebe dringen kann. Die Fruchtwassermenge ist meist ausreichend, was ebenfalls für die Beurteilbarkeit wichtig ist. Später nimmt die Menge des Fruchtwassers wieder ab, und die Schallbedingungen werden damit deutlich schlechter.

Nach fester Routine wird das Kind von Kopf bis zum Fuß genau unter die Lupe genommen. Zahlreiche Maße werden bestimmt und meist in spezielle Computerprogramme zur Auswertung eingegeben. Man glaubt gar nicht, wie normiert der kleine Mensch (angeblich) ist. Für fast alle Körperstrukturen existieren Richt- und Normwerte, und zwar für jedes Schwangerschaftsalter! Möglicherweise werden die Daten mit denen aus vorherigen Untersuchungen verglichen. Stimmt das Wachstum? Stimmen die Proportionen?

Im Ultraschall versucht man auch, die Körperfunktionen indirekt zu beurteilen. Ist das Herzchen kräftig genug? Kann das Kind schlucken? Produzieren die Nieren Urin (u. a.)? Blutflussmessungen ergänzen das Ganze, auch bei der Mutter. Wie ist die Sauerstoffversorgung? Wie steht es mit der Bewegung oder der Körperspannung? Verhält sich das Kind altersentsprechend? Kurzum: Ganzkörperscan, einmal total!

Doch nicht nur der Fetus wird dezidiert beurteilt, sondern auch die relevanten Organstrukturen der Mutter. Ist die Gebärmutter normal? Hält der Muttermund? Wie sehen die Nieren aus?

Durch eine eingehende Befragung nach der Familiengeschichte, eventuellen Vorerkrankungen, anderen Schwangerschaften und deren Ausgängen, Blutgruppenunverträglichkeiten, Medikamenteneinnahmen, Infektionen oder bisherigen Vorkommnissen in der aktuellen Schwangerschaft lassen sich eventuelle Risiken ableiten. Diese werden dann gezielt abgeklärt. Die Darstellung beispielsweise der mütterlichen Nieren, der Gebärmutterdurchblutung, der Leber oder anderer Organe können auf Erkrankungen hinweisen, die mit der Schwangerschaft zusammenhängen. Durch die Messung des Muttermundes kann eine Frühgeburtsbestrebung erkannt werden. Mögliche Hinweise oder Risiken für das Vorliegen eines

Schwangerschaftsdiabetes werden eruiert. Geburtshilfliche Risiken auf der Seite der Mutter werden früh erkannt und können entsprechend diskutiert werden. Insgesamt handelt es sich beim Organscreening nicht nur um eine auf das Kind ausgerichtete Diagnostik, sondern vielmehr um eine die Schwangerschaft betreffende, ganzheitliche Untersuchung. Mögliche Konsequenzen können die Entlassung in die normale Vorsorge beim Frauenarzt oder aber auch ein dezidiertes Nachforschen sein. Bei bestimmten Risikokonstellationen könnte die Einordnung der Schwangerschaft in eine „Risikoschwangerschaft" notwendig werden. Dies bedingte dann entsprechende engmaschigere Kontrollen oder spezielle Therapien. Im Allgemeinen macht diese Untersuchung allen Beteiligten Freude, besonders natürlich den Eltern. In ca. 95 % der Fälle sind die untersuchten Kinder ja glücklicherweise völlig gesund. Was ist aber mit den anderen 5 %? Wie sicher ist die Ultraschalluntersuchung und wie sieht es mit dem Sinn aus?

4.7.1 Vom Sinn des Fehlbildungsultraschalls

Beim Fehlbildungsultraschall werden manchmal, jedoch insgesamt selten, auch Fehlbildungen oder andere Störungen festgestellt. Eigentlich ist das auch der Zweck der Untersuchung. Natürlich nicht, um diese festzustellen, sondern um sie auszuschließen. Es ist dann immer sehr schwierig, den Eltern sagen zu müssen, dass bei ihrem Kind oder der werdenden Mutter etwas nicht stimmt. Das Feststellen einer körperlichen Störung kann sinnvoll sein, oft genug ist dieser Sinn aber sehr zweifelhaft. Stellen Sie sich vor, es wird ein Herzfehler gesehen. Dieser Herzfehler kann wahrscheinlich bereits vorgeburtlich recht genau eingeschätzt werden. Die Prognose und Bedeutung für das Kind kann besprochen werden. Dies scheint schon sehr sinnvoll zu sein, denn schließlich kann durch Planung der Geburt und Wahl des Geburtsortes dafür gesorgt werden, dass der Start ins Leben optimal gestaltet wird. Bei allen Fehlbildungen, die eines solchen Managements bedürfen und grundsätzlich vital bedrohlich sind, besteht dieser Sinn (offener Rücken, Engstellen im Darm etc.). In diesen Fällen kann die frühe Diagnose tatsächlich lebensrettend sein. Einige lebensbedrohliche Fehlbildungen können nur bei sehr dezidierter Untersuchung entdeckt werden. In der normalen Vorsorge können diese der Diagnostik entgehen.

Jedoch nicht alle diagnostizierten isolierten Fehlbildungen ohne Chromosomenstörung bedürfen dieses speziellen Geburtsmanagements. Es hat beispielsweise und streng genommen keine Konsequenz für die Geburt selbst, ob ein Kind einen Finger zu viel hat. Auch eine Fußfehlstellung, oder etwa

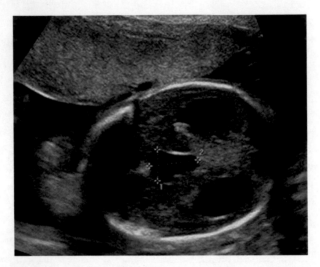

Abb. 4.4   Ein Kind mit Hydrozephalus (Wasserköpfchen). Die Planung der Geburt an einem spezialisierten Zentrum ist sinnvoll

eine Lippenspalte sind für den weiteren Verlauf ohne Folge für die Geburtsplanung. Diese Dinge können in Ruhe nach der Geburt geregelt werden. (Abb. 4.4).

Es ist jedoch sehr wohl aus anderen Gründen bedeutsam für eine Schwangere, ob eine derartige „leichte" Störung in der Entwicklung pränatal diagnostiziert wird. Dann nämlich ist mit einer weiteren Diagnostik oder zumindest mit dem Rat dazu zu rechnen, was wiederum zu einer – oft unnötigen – Beunruhigung der Mutter führt.

Es ist nämlich so:

Wird beim Organscreening eine Störung festgestellt, ist häufig noch lange nicht geklärt, ob diese Störung isoliert besteht oder gar auf dem Boden einer „tieferliegenden", z. B. genetischen Erkrankung. Prinzipiell kann dies so sein, weil Kinder mit Chromosomenstörungen eben häufiger auch Fehlbildungen haben. Ein Klumpfüßchen kann eine sehr leicht zu behandelnde Fehlstellung mit exzellenter Prognose sein; steckt hinter einem Klumpfuß aber eine Chromosomenstörung, sieht die Situation ernster aus. Wie viele Kinder mit Klumpfuß haben aber eine Chromosomenstörung? Das wiederum sind nur sehr wenige. Dennoch steht das Problem im Raume und verunsichert sehr. Also doch eine Amniozentese? Jetzt ist die Schwangerschaft aber schon so weit vorangeschritten! Kann man noch über einen Abbruch reden? Welche Konsequenz hat das alles noch? Hätte ich das früher gewusst und hätte sich dann überhaupt etwas geändert? Diese Fragen stellen sich bei fast allen Fehlbildungen. Darüber hinaus gibt es in der weiteren Schwangerschaft zusätzliche Marker für Chromosomenstörungen, welche noch nicht für die Frühschwangerschaft gegolten haben. Ein relativ zu kurzer Oberschenkelknochen beispielsweise stellt zwar keine sichtbare und relevante Fehlbildung dar, impliziert aber ein erhöhtes Risiko für die Trisomie 21. Ein fetaler Nierenstau tut das Gleiche, wenngleich gerade bei gesunden Jungen dieser Befund sehr häufig vorkommt und sich zumeist nach der Geburt „auswächst". Ein kleines Loch in der Herzscheidewand ist meist nicht bedeutsam und verschließt sich im Laufe der ersten Lebensjahre von selbst, kann aber selten auch als körperliches Korrelat für eine Chromosomenstörung stehen. Selbst eine nicht normale Nabelschnuranatomie oder eine Plazentastörung, also Dinge, die mit dem Kind nicht direkt etwas zu tun haben, können „übel aufstoßen". Zu Beginn dieses kleinen Ratgebers wurde bereits zum Markerscreening Stellung bezogen. Man sieht, das Thema kann eine ganze Schwangerschaft erheblich erschweren! Die Markerdiagnostik kann sehr viel Unsicherheit schaffen, obwohl die Untersuchung grundsätzlich entwickelt wurde, um das Gegenteil davon zu erreichen: nämlich Sicherheit und Gewissheit.

Wie immer kommt es auch bei dieser Untersuchung maßgeblich auf die Erfahrung und Kompetenz des Untersuchers an. Was kann der raten? Ist der Marker denn im speziellen Fall wirklich als Marker einzuschätzen? Hier gibt es nämlich tatsächlich einen gewissen Beurteilungsspielraum. Die Beurteilungskriterien sind aber leider nicht fest definiert, und deshalb ist die Einschätzung von der persönlichen Einstellung des Untersuchenden abhängig.

Mit der Entwicklung besserer Ultraschallgeräte und vor dem Hintergrund der aktuellen Rechtsprechung haben die Untersucher nicht nur einen klareren Blick bekommen, sondern parallel dazu auch eine kritischere Einstellung. Es kommt nicht selten vor, dass ein Arzt am Kind etwas „auszusetzen" hat. Aus diesem Grunde ist auch eine derartige Diagnostik nur vordergründig „Spaß". Man kann ganz schön in die Falle tappen und kommt unter Umständen nicht mehr so leicht heraus. Das gilt vor allem für die Schwangere, aber auch für den durchführenden Mediziner. Vor diesem Hintergrund wurde ein entsprechendes Aufklärungsgespräch schon vor der Durchführung gefordert und etabliert. Erst wenn man sich der Problematik und Tragweite der Untersuchung bewusst ist, kann man entscheiden, ob man das denn wirklich auch will. Man kann sehr unterschiedlicher Auffassung dazu sein.

Ein weiterer Punkt ist natürlich, dass auch bei dieser Untersuchung längst nicht alles gesehen werden kann. Zwar werden Organe in deren Morphologie beurteilt. Was ist aber mit deren Funktion? Viele leichtere Störungen werden schlicht übersehen, weil sie sich nicht zeigen und darstellen lassen. Haben die Augen Sehkraft? Wie ist die geistige Entwicklung? Funktioniert der Stoffwechsel? Auch sehr erfahrene und gründliche Untersucher stoßen an ihre Grenzen.

Es gibt Störungen, die um die 20. SSW noch nicht sichtbar sind, ggf. aber später. Insofern kann ein Kind völlig normal aussehen, in der 30. SSW jedoch deutliche Auffälligkeiten haben und in Wirklichkeit gravierend krank sein. Es gibt Kinder, deren schwere Erkrankung erst nach Jahren der zunächst normalen Entwicklung sichtbar wird. Insofern gilt wie immer beim Ultraschall: Keine Garantie!

Diesen Satz kann man in verklausulierter Form nach der Untersuchung immer wieder hören oder lesen.

Was ist nun, wenn eine Fehlbildung festgestellt wird, beispielsweise ein Herzfehler! In diesem Fall sollten natürlich möglichst umgehend eine eingehende Aufklärung und Beratung erfolgen. Befindet man sich an einem Perinatalzentrum, dann können Spezialisten ggf. sofort hinzugezogen werden. Entsprechende Fachkollegen, im angenommenen Fall der versierte Kinderkardiologe, werden kontaktiert, um in Zusammenarbeit mit dem Pränataldiagnostiker die Störung nach medizinischen Gesichtspunkten möglichst genau einzukreisen. Dies ist notwendig, um eine Aussage über die Bedeutung, die Prognose und das zu geben, was auf das Kind oder die Eltern nach der Geburt zukommt. In der akuten Situation ist dies ein Segen für die Eltern. Diese haben ein Recht darauf, dass sie sehr rasch über alles Wichtige informiert werden. Im Allgemeinen, eigentlich immer, sind die Eltern auch sehr froh darum.

Unsicherheit und Ängste können extrem belastend sein, das Wissen um eine Sache hilft oft schon allein.

Beim Erstgespräch können die Eltern meist die ärztliche Sicht der Problematik nicht in Gänze überschauen. Es besteht meist eine deutliche situative Überforderung. Aus diesem Grunde werden meistens Folgetermine zum erneuten Gespräch oder zur erneuten Untersuchung vereinbart.

Große pränatalmedizinische Schwerpunktpraxen haben meist Kooperationspartner in entsprechenden Entbindungskliniken. Es gibt hier gut etablierte Netze. Deshalb kann man davon ausgehen, dass eine Schwangere im Fall der Fälle sofort von einem Team ärztlicher und nichtärztlicher Kollegen wirksam betreut wird.

In Deutschland werden manche seltenen Erkrankungen vornehmlich an bestimmten Zentren behandelt, weil dort die größte Erfahrung im Umgang damit besteht oder die entsprechende Ausstattung vorhanden ist. Nicht jede Erkrankung kann heimatortnah therapiert werden. Es kann also vorkommen, dass der Untersucher die Schwangere weit in die Ferne schickt. Prinzipiell ist es immer günstig, wenn man sich auch selbst erkundigt, ob die spezielle Erfahrung in der Behandlung vorliegt. Ein weiterer Weg kann sich durchaus lohnen.

Beim Fehlbildungsultraschall um die 20. SSW sollte immer die Durchblutung der Gebärmutter kontrolliert werden (Uterina-Doppler). Durch diese Untersuchung können Schwangere mit einem Gefährdungspotenzial für spätere (schwangerschaftsbedingte) Erkrankungen herausgefiltert werden. Diese Gefahren sind vor allem: die Minderversorgung mit Nährstoffen und Sauerstoff durch eine nachlassende plazentare Funktion im späteren Verlauf der Schwangerschaft und/oder die Bluthochdruckerkrankungen in der Schwangerschaft (früher: Schwangerschaftsvergiftung und EPH-Gestose, heute: SIH und Präeklampsie). Gemessen und beurteilt werden die „Engheit" der Blutgefäße (Gefäßwiderstand) und das Flussprofil. Wenn die Blutgefäße zu „eng" sind, besteht eine prinzipielle Wahrscheinlichkeit von bis zu 20 % für das Auftreten der oben genannten Komplikationen im weiteren Verlauf der Schwangerschaft. Pathologische Werte sollten nach 2–3 Wochen kontrolliert werden. Sind diese dann normal, sinkt das Risiko gegen Null, sind diese aber noch auffällig, dann wird die Risikoerhöhung festgeschrieben. Im letzteren Fall sollte die Schwangerschaft als „Risikoschwangerschaft" klassifiziert werden, mit der Konsequenz einer intensivierten Vorsorge. Mit Komplikationen ist aber erst in einem höheren Schwangerschaftsalter zu rechnen. Niemals bedeutet die Feststellung eines pathologischen Uterina-Dopplers in der 20. SSW, dass der Fetus akut gefährdet ist. Dieser Umstand ist meist für sich sorgende Eltern schwer verständlich.

Auch im Zusammenhang mit dem Uterina-Doppler gibt es jedoch einen Beurteilungsspielraum für den Untersucher. Sehr zarte Schwangere haben natürlich auch zartere (engere) Blutgefäße, während z. B. mehrgebärende Frauen viel weitere Gefäße haben. Außerdem hängt der Gefäßwiderstand in der Gebärmutterarterie auch von der anatomischen Lage der Plazenta ab. Zuletzt kann der Widerstand ein- und beidseitig erhöht sein. Insofern ist die Festlegung des wirklichen Gefahrenpotenzials nicht ganz einfach. Dichtet man nun beispielsweise einer schlanken Erstgebärenden eine Gefahr an, die es gar nicht gibt, kann dies zu erheblicher unnötiger Sorge führen. Es sollte unbedingt zu vermeiden sein, dass „unbescholtene" Frauen in die Mühle der Pränataldiagnostik geraten. (Abb. 4.5).

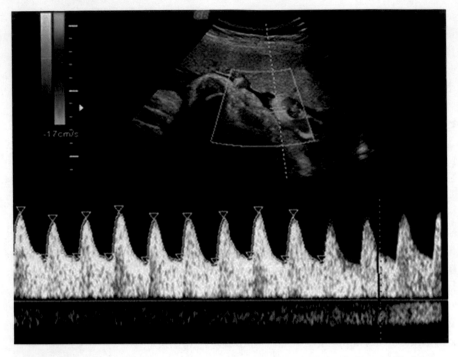

Abb. 4.5 Dopplersonografie

4.7.2 Abschließendes Fazit der Organuntersuchung um die 20. Schwangerschaftswoche

Die Möglichkeit der Feststellung von relevanten Störungen der Schwangerschaft oder von Fehlbildungen des Kindes ist ein grundsätzlicher Segen in der Medizin von heute. Sehr viele Kinder mit diagnostizierten Fehlbildungen können vor bleibendem Schaden bewahrt werden, indem die Geburt an richtiger Stelle, im richtigen Geburtsmodus und zum richtigen Zeitpunkt geplant und durchgeführt wird. Es ist nicht einzusehen, warum diese Untersuchung nicht grundsätzlich durchgeführt wird, sondern lediglich auf Verdacht hin oder bei entsprechender Risikoindikation. Natürlich kommen relevante Fehlbildungen insgesamt selten vor. Natürlich macht die Untersuchung auch Probleme (s. o.). Natürlich würde eine Reihenuntersuchung zu hohe Kosten für das Gesundheitswesen verursachen. Diese Argumente zählen aber spätestens dann nicht mehr, wenn ein erkranktes Kind wegen ausgebliebener Untersuchung unnötig zu Schaden kommt. Ein

Kind mit Herzfehler beispielsweise sollte möglichst nicht mehr erst nach der Geburt in einem Krankenhaus ohne entsprechende Kinderkardiologie durch schwerwiegende Probleme auffallen. Denn dann kann ein bleibender Schaden vielleicht nicht mehr abgewendet werden.

Bedingt durch die Tatsache der ganzheitlichen Beurteilung von Familie, Mutter und Kind können beim Organscreening viele Risikoschwangerschaften erkannt und behandelt werden, die ansonsten möglicherweise durch das Netz der Vorsorge gefallen wären. Dieser Umstand trägt in hohem Maße zur Sicherheit bei.

Lediglich erfahrene Untersucher sollten das Organscreening durchführen. Dies ist aber durch den hohen Qualitätsstandard in Deutschland weitestgehend sichergestellt.

> Die sonografische Feindiagnostik wird wohl immer ein fester Bestandteil der vorgeburtlichen Untersuchungsmethoden bleiben. Allerdings könnte sich künftig die Zielrichtung auf rein körperliche Kriterien verlagern, weil genetische und chromosomale Fragestellungen durch andere Untersuchungen beantwortet werden.

4.8 Intrauterine Therapien und andere Diagnoseformen

Verglichen mit den generell durchführbaren Diagnose- und Therapieformen beim geborenen Menschen sind die Möglichkeiten beim ungeborenen Menschen eher bescheiden.

Ein Neugeborenes kann unmittelbar durch Kinderärzte oder andere Ärzte behandelt werden. Im Mutterleib ist das Kind für viele Behandlungsmöglichkeiten nicht zugänglich.

Einige Therapie- und Diagnoseformen sind in bestimmten Phasen oder der gesamten Schwangerschaft sogar kontraindiziert oder können lediglich nach Risikoabwägung durchgeführt werden. Dies gilt beispielsweise für das Röntgen.

Außerdem ist der Fetus natürlich rechtlich, ethisch und moralisch derart geschützt, dass sich einige wichtige Therapien von vornherein verbieten. Medikamentöse Therapien beispielsweise könnten prinzipiell ja spezifisch helfen. Wer will die aber ausprobieren, wenn nicht bekannt ist, ob diese nicht sogar zu Schädigungen führen. So steht auf den „Waschzetteln" von ca. 90 % aller Medikamente, dass die Einnahme in der Schwangerschaft, wegen fehlender Erfahrung, nicht erlaubt sei. Sie wurden wegen des Risikos einer Schädigung nie ausprobiert. Und das wird auch wohl noch lange so bleiben. Insbesondere wenn Medikamente in Tierversuchen nachweislich zu Erbgut- oder sonstigen Schäden geführt haben, ist das getestete Medikament tabu. Mit den Jahren finden sich aber in der Literatur immer mehr Fallberichte von Anwendungen bestimmter Medikamente. Diese helfen, das Risiko abzuschätzen. Neue Medikamente für Erwachsene sind in aller Regel in der Schwangerschaft ebenfalls tabu. Das medizinische Wissen um die Risiken einer solchen Therapie hinkt also um Jahre hinterher.

4.8.1 Medikamentöse Therapien

Dennoch sind einige Therapien möglich, und es werden immer mehr. Gerade in den letzten Jahren gab es hervorragende Innovationen.

Die ersten Behandlungsoptionen entstanden mehr aus der Not heraus zum Schutz der Mutter. Schwere Infektionen mit Gefährdung der Schwangeren werden schon lange mit antimikrobiellen Medikamenten (Antibiotika) therapiert. Dadurch erhielt man einige Erfahrung mit diesen Wirkstoffen und konnte sie bald gezielt auch für den Fetus einsetzen.

Die Infektionskrankheit Toxoplasmose beispielsweise ist für die Schwangere selbst nicht so gravierend, wohl aber für den Fetus, den die Erreger der Krankheit schwer schädigen können. Heute gibt es die Möglichkeit, Folgeschäden am Kind durch Toxoplasmose zu verhindern oder zu reduzieren, indem die Mutter die Medikamente einnimmt und via Plazenta an ihr Kind weiterleitet.

Weitere Beispiele für Arzneimitteltherapien in der Schwangerschaft: Bedrohliche, kindliche Herzrhythmusstörungen werden schon seit vielen Jahren, wenn nötig, mit Herzmedikamenten behandelt, die die Mutter einnimmt. Hier gab es sehr große Erfolge mit zunächst einem Medikament. Mittlerweile stehen bereits mehrere Wirkstoffe zur Verfügung.

Die sogenannte „Lungenreifebehandlung" (RDS-Prophylaxe) bei Frühgeburtsbestrebungen hat sehr große Erfolge in Hinblick auf die Vermeidung von Frühgeburtsschäden erbracht. Dabei bekommt die Mutter ein Kortisonpräparat injiziert, welches eigentlich für das Kind gedacht ist. Kortison ist ein „Stresshormon" (gut bekannt als Dopingmittel), das die Reifungsvorgänge beim Kind erheblich beschleunigen kann. Je reifer ein zu früh geborenes Kind ist, desto weniger Komplikationen gibt es beispielsweise bei der Atmung nach der Frühgeburt. Die Lungenreifebehandlung ist wegen ihrer positiven Wirkung heute so wichtig geworden, dass ein Versäumnis im Zweifelsfall eine Rüge für den Frauenarzt von der zuständigen Qualitätssicherungsstelle für die Überwachung von Geburtsverläufen nach sich zieht.

Auch die Gabe von blutverdünnenden Medikamenten an die Mutter ist eine Form der intrauterinen Therapie. Diese kann in manchen Fällen Mangelentwicklungen, bedingt durch plazentare Störungen, vorbeugen.

Bei der medikamentösen Therapie in der Schwangerschaft sind natürlich grundsätzlich nicht nur unerwünschte Wirkungen beim Kind zu beachten. Viele der Therapien haben auch Nebenwirkungen bei der Mutter, welche bedacht und abgewogen werden müssen. Immerhin nimmt die Schwangere ein potentes Medikament ein, welches sie selbst nicht benötigt. Der Einsatz von Arzneimitteln kann aus diesem Grunde sehr kompliziert sein und bedarf einer vorherigen genauen Besprechung, unter Umständen einer dezidierten Überwachung der Schwangeren.

4.8.2 Punktionen

Im weiteren Sinne ist es eine intrauterine Therapie, wenn ein Zuviel an Fruchtwasser durch ggf. wiederholte Punktionen entfernt wird. Dies kann indiziert sein, wenn durch das viele Fruchtwasser (Polyhydramnion) die Fortdauer der Schwangerschaft durch Wehentätigkeit oder Druck auf den Muttermund gefährdet ist. Bei diesen Fruchtwasserdrainagen handelt es sich meistens um eine symptomatische Therapie, weil die Ursache für die Fruchtwasservermehrung nicht behoben wird und das Fruchtwasser nach einer Entfernung häufig wieder angehäuft wird. Dennoch kann die Therapie einige Tage an wertvoller Schwangerschaftsdauer erbringen. In manchen Fällen kann die Schwangerschaft durch wiederholte Punktionen gar über Wochen prolongiert werden.

Bei einem vorzeitigen Verlust von Fruchtwasser durch einen Blasensprung kann manchmal Flüssigkeit in die Fruchthöhle eingespritzt werden. Dies kann ggf. helfen, die Entwicklung der kindlichen Lungen und Gelenke zu unterstützen. Es wurden in diesem Zusammenhang auch Systeme entwickelt, welche das fehlende Fruchtwasser durch eine kontinuierliche Gabe von künstlichem Fruchtwasser ersetzen.

Bei bestimmten fetalen Erkrankungen kommt es zu Flüssigkeits-
ansammlungen in Körperhöhlen (Ergüsse). Diese können die Entwicklung
der Organe stören und zu irreversiblen Schäden führen. Da es sich um
„Körperwasser" handelt, kann man es mit einer dünnen Spezialnadel
abpunktieren. So einige Kinder wurden auf diese Weise vor erheblichen
Schäden bewahrt und konnten gesund geboren werden.

4.8.3 Bluttransfusionen

Gewisse Erkrankungen, z. B. die Infektion des Fetus mit den Erregern der
Ringelröteln (Parvovirus B19), führen zu einer Blutarmut. Diese kann in
vielen Fällen lebensbedrohlich sein.

Durch Bluttransfusionen in die Nabelschnur, die teils auch wieder-
holt werden müssen, werden die meisten Kinder heute gerettet. Diese
Behandlungen werden in Deutschland nicht überall angeboten,
sondern sind bestimmten Zentren vorbehalten. Transfusionen oder die
Gabe spezieller Blutprodukte können auch aus anderen Gründen, wie
Blutgruppenunverträglichkeiten oder bestimmten Immunerkrankungen der
Mutter, notwendig sein.

4.8.4 Operationen am Kind im Mutterleib

Kathetereinlagen durch die Haut des Fetus in bestimmte Organe (z. B.
Blase, Brustraum, Bauchraum) oder in die Atemwege bei Zwerchfellhernien
werden heute häufiger durchgeführt. Gewebeentnahmen zur weiteren
Untersuchung sind möglich.

Wenn Zwillinge über den Blutweg verbunden sind (TTTS, Zwillingstransfusionssyndrom), kann das beide Kinder im Mutterleib schwerst
schädigen. In bestimmten Fällen – nämlich den besonders dramatischen –
kann heute die Verbindung (meist mehrere) mittels Laser intrauterin verödet
werden. Es ist eine richtige Operation in der Gebärmutter, die teilweise mit
großem Erfolg durchgeführt wird.

Auch andere Operationen sind möglich. Beispielsweise Operationen am
offenen Rücken (Spina bifida). Diese werden mit sehr feinen Instrumenten,
analog den endoskopischen Operationen beim Geborenen, durchgeführt.
Denkbar (und auch praktiziert) sind Operationen nach Eröffnung der
Gebärmutter.

Einige Verfahren werden lediglich an einem bestimmten Zentrum konzentriert, um dort innerhalb von Studien für einen ausreichenden Erfahrungsschatz zu sorgen. Meist handelt es sich um Therapien bei sehr seltenen Krankheiten. Aus diesem Grunde ist eine Konzentration unerlässlich. Nach ausreichender Erprobung können die Verfahren an anderen Zentren eingeführt werden. Grundsätzlich handelt es sich bei den operativen Verfahren um sehr riskante Manöver. Vor einer solchen Operation muss die Indikation sehr streng geprüft werden.

Im Gegensatz zu den Operationen beim Geborenen sind größere Eingriffe beim Fetus noch keineswegs Routine! Operationen am Kind, mit Ausnahme von Punktionen, werden grundsätzlich in Allgemeinnarkose durchgeführt. Neben dem Ultraschall wird zunehmend häufig das MRT (Kernspintomografie) in der Schwangerschaft bei verschiedenen Erkrankungen und Fehlbildungen zur genaueren Bildgebung und Therapieplanung angewendet. Das MRT sendet keine schädliche Strahlung aus und wurde deshalb schon früh zur Planung einer Beckenendlagengeburt (Steißlage) eingesetzt. Die so gewonnenen Bilder sollten darüber Aufschluss geben, ob die Größe des mütterlichen Beckens ausreicht, das Kind passieren zu lassen.

Das Verfahren kann manchmal sehr gut helfen, die Prognose einer Erkrankung einzuschätzen. Auch benötigen Neurochirurgen genaue Informationen für die Planung einer möglichen Operation nach der Geburt. Vor allem in höheren Schwangerschaftswochen, wenn der Schall am Knochen „scheitert", liefert das MRT bessere Bilder als der Ultraschall. Leider muss man beim MRT relativ lange sehr stillhalten. Auch die Kinder natürlich, welche dies naturgemäß nicht gerne tun (MRT verursacht laute Geräusche, die Mutter ist aufgeregt: also „Turnstunde"!). Deshalb lässt man die Feten in der Regel für eine gewisse Zeit einschlafen, indem ein Narkosemittel in die Nabelvene injiziert wird („Fetalnarkose"). Die Dosis der Narkosemittel wird natürlich genauestens berechnet. Aus diesem Grunde ist die Gefahr für das Kind kalkulierbar (Abb. 4.6 und 4.7).

> Intrauterine Behandlungen können Leben retten. Die Behandlung ist jedoch schwierig und gehört in die Hand von Spezialisten.

4.8.5 Ultraschall in der späteren Schwangerschaft

Bei bestimmten Risikokonstellationen, bei Verdacht auf eine Entwicklungsstörung des Kindes, bei Mehrlingen, bei bestimmten mütter-

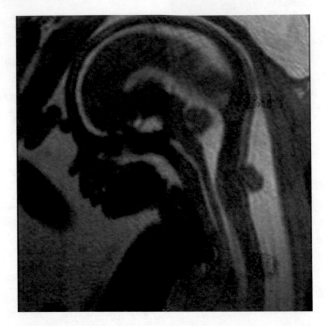

Abb. 4.6 MRT eines Fetus. Darstellung der inneren Organe

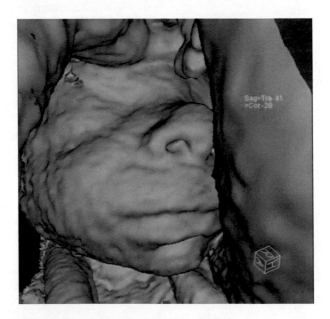

Abb. 4.7 MRT eines Fetus. Darstellung der Oberflächen

lichen Erkrankungen und bei weiteren Indikationen macht eine dezidiertere Untersuchung, neben der Routine, durchaus Sinn. Oftmals können diese speziellen Untersuchungen vom eigenen Frauenarzt durchgeführt werden. Manchmal werden Schwangere überwiesen.

Was wird getan: Nach einer gezielten Befragung wird in der Regel das Kind vermessen, um zu sehen, ob es regelrecht Gewicht zunimmt. Auch die Plazenta und die Fruchtwassermenge werden untersucht. Eine sogenannte Doppleruntersuchung (Blutflussmessung) zum Ausschluss einer Minderversorgung (Plazentainsuffizienz) kann angeschlossen werden.

4.8.6 Doppleruntersuchung

Besonders bei sehr zarten Kindern, bei reduzierter Fruchtwassermenge oder bei vorzeitiger Reifung (Verkalkung) der Plazenta kann dieser Untersuchungsgang sehr wichtig sein und hat eine hohe Bedeutung. Zartheit kann prinzipiell für eine Minderversorgung des Kindes sprechen. Diese wiederum kann zu einem Sauerstoffmangel führen. Eines darf aber in der Schwangerschaft keinesfalls passieren: Das ist der Sauerstoffmangel. Wenn dieser einmal aufgetreten ist, kann der verursachte Schaden nicht mehr gut gemacht werden. Absolute Vorsicht ist also geboten. Die Doppleruntersuchung ist die Methode der Wahl. Wie funktioniert diese aber?

Im Ultraschall stellen sich Flüssigkeiten schwarz dar. Auch das Blut erscheint also schwarz. Jedoch befinden sich im Blut auch Gewebebestandteile, nämlich die Blutzellen. Diese reflektieren den Ultraschall und erscheinen dadurch heller. Bei sehr schlanken Patientinnen kann die zielgerichtete Bewegung, der Blutfluss, beobachtet werden. Bei kräftigeren Frauen geht das meist nicht, jedoch können durch einen zusätzlichen Effekt (Farbdoppler) das Blut und die Strömung dann farblich dargestellt werden.

Mittels des Dopplers kann der Weg der Blutzellen verfolgt werden. Durch computergestützte Umrechnung von verschiedenen Messparametern im Doppler werden die Strömungsgeschwindigkeiten, der Gefäßwiderstand und eventuelle Störungen im Flussprofil errechnet und dargestellt. Der Sauerstoffgehalt im Blut kann durch Ultraschall nicht gemessen werden. Die errechneten Indizes der Untersuchung geben aber indirekt über die aktuelle Sauerstoffversorgung Aufschluss.

Mit dem Doppler kann aber auch etwas in die Zukunft gesehen werden. Bei normalen Werten ist eigentlich sichergestellt, dass die Versorgung auch noch nach einer Woche ausreichend ist. Eine Minderversorgung bahnt sich nämlich in aller Regel langsam an und entwickelt sich nicht akut.

Diesen Prozess kann man beobachten und entsprechend situativ reagieren. Ausnahmen bestätigen die Regel: Nabelschnurkomplikationen oder akute Plazentaablösungen sind unvorhersehbar, jedoch ist das spontane Auftreten solcher Ereignisse sehr selten.

Die eigentliche Minderversorgung beruht auf einer plazentaren Fehlfunktion, die einen schleichenden Verlauf aufweist. Interessanterweise lassen sich oft klassische Verläufe (s. u.) beobachten.

Eine Doppleruntersuchung in geübter Hand ist ungefährlich. Man weiß zwar, dass der Doppler hochenergetische Wellen aussendet und für ein Kind möglicherweise bei sehr häufiger und unreflektierter Anwendung unangenehm sein kann, Komplikationen wurden aber bisher noch nicht beschrieben. Der Doppler wird angeschuldigt, durch einen thermischen Effekt oder ein lautes „Piepsgeräusch" Schäden am Kind verursachen zu können. Dies ist aber sehr theoretisch und konnte in Studien noch nie nachgewiesen werden. Der Nutzen überwiegt eindeutig.

4.8.7 Plazentainsuffizienz

Die Plazenta ist ein Organ mit spezieller Funktion, prinzipiell aber ein Organ wie jedes andere Organ auch. Mit einer gravierenden Ausnahme allerdings: Die Plazenta lebt und arbeitet ca. 40 Wochen, während unsere anderen Organe das ganze Leben lang „halten" und sich dabei ständig erneuern. Die Plazenta altert also um ein Vielfaches schneller als andere Strukturen in unserem Körper. Man sieht der Plazenta das Altern im Ultraschall fast immer an. Gegen Ende der Schwangerschaft kommt es nämlich zu normalen, physiologischen Verkalkungen und Einschnürungen, die meist keinerlei Bedeutung haben. Vom Aussehen der Plazenta im Ultraschall kann jedoch nicht sicher auf die Funktion des Organs geschlossen werden. Selbst massiv kalzifizierte Plazenten können eine ungestörte Funktion haben, während andere, die im Bild völlig normal erscheinen, funktionell erheblich gestört sein können. Die grobe Struktur definiert nicht die Funktionalität, es sind vielmehr die mikroskopisch zarten Membranen, welche im Ultraschall aber nicht direkt beurteilt werden können.

Man nimmt an, dass auch der natürliche Geburtsbeginn auf Alterungsprozesse im Bereich der Plazenta zurückzuführen ist. Eine der vielen

Aufgaben des Organs ist nämlich die Hormonproduktion, welche die Schwangerschaft erhält. Wenn die Plazenta altert, werden weniger Hormone produziert, und es setzt langsam die Wehentätigkeit ein. Ein sehr bemerkenswertes System!

„By the way": Altert die Plazenta vorzeitig, dann ist eine Frau natürlich auch „gefährdet", vorzeitige Wehen zu bekommen. Die Frage ist nur, ob das denn schlimm ist. Eigentlich handelt es sich um einen natürlichen Mechanismus zum Schutz des ungeborenen Kindes. Der Körper scheint manchmal zu sagen: „Bevor ein Sauerstoffmangel in der Gebärmutter passiert, sorge ich mal lieber dafür, dass das Kind vorher geboren wird." Manchmal kommt es vor, dass eine vorzeitige Wehentätigkeit registriert wird und erst später festgestellt werden kann, dass es eine (voreilige) Reaktion des Körpers auf die schleichende plazentare Insuffizienz war. Manchmal kann erst Tage oder Wochen später die Plazentainsuffizienz mit den zur Verfügung stehenden Methoden gesehen werden. Dann ist natürlich noch nichts Nachteiliges bezüglich der Sauerstoffversorgung des Kindes geschehen. Dennoch scheint das Raster der diagnostischen Möglichkeiten nicht so eng zu sein, dass auch feinste Funktionseinschränkungen nachgewiesen werden können. Der Körper registriert diese viel subtiler. In einem solchen Fall kann man eigentlich sagen, dass die Natur zwar schneller „Lunte riecht", der Pränataldiagnostiker aber die Zeiträume und Gefährdungen scheinbar besser abschätzen kann. Im Normalfall ist die Natur besser als die Medizin.

Anhand des Beispiels könnte man denken, dass die Medizin die Natur aber in die richtige Richtung „modulieren" kann. Tritt beispielsweise bei einer beginnenden Plazentainsuffizienz bereits sehr früh eine vorzeitige Wehentätigkeit auf, ohne dass eine akute Gefährdung durch Sauerstoffmangel besteht, dann profitiert das Kind eindeutig von einer medikamentösen Verhinderung der Geburt durch einen Zugewinn an Reife.

In der Geburtshilfe gibt es noch weitere derartige Beispiele, bei denen man zunächst eine Körperreaktion diagnostizieren, das eigentlich dahinterstehende Problem mit seiner Bedrohung aber erst später erkennen kann. Deshalb sollten Schwangere immer gut auf sich hören. Die Ärzte sollten besser immer das ernst nehmen, was ihnen berichtet wird, auch wenn sich ein „schlechtes Bauchgefühl" leider manchmal nicht faktisch beweisen lässt.

Natürlich hat die Plazenta, neben der Sauerstoffversorgung und der Hormonproduktion, noch weitere Aufgaben: Dazu zählt die Versorgung des Kindes mit Nährstoffen, mit Flüssigkeit, und mit diversen anderen Stoffen, die für die Entwicklung notwendig sind. Zusätzlich sorgt die Plazenta für die Entgiftung des Fetus von dessen Stoffwechselprodukten.

Wenn die Plazenta vorzeitig altert, sehen wir bei der „klassischen" Plazentainsuffizienz, dass die „unwichtigsten" Funktionen des Mutterkuchens zuerst aufgegeben werden, während die „wichtigen" Funktionen noch am längsten vorhanden sind. Die Funktion „Versorgung mit Nährstoffen" beispielsweise ist eigentlich relativ unwichtig. Bei Verlust dieser Funktion sind die Kinder sehr klein und zart, viel kleiner und zarter, als die Natur es eigentlich für das Kind vorgesehen hatte. Man spricht dabei von einer „Restriktion". Vor allem haben die Kinder aber kein Fett auf den Rippen, während das Knochenwachstum weniger gestört ist. Das sind die „Hungerhaken"!

Macht das etwas aus? Nein! Die Kleinsten werden möglicherweise später die Größten sein! Die zunächst retardierten Kinder holen das fehlende Gewicht meist sehr schnell wieder auf. Außerdem sind die zarten Kinder eigentlich immer besser mit dem Kindchenschema kompatibel. Wir finden diese – so in Studien gezeigt – oft niedlicher als die kräftigen (makrosomen) Neugeborenen.

Die Funktion der Versorgung mit Flüssigkeit ist ebenfalls nicht so wichtig. Im Verlauf der Schwangerschaft nimmt die Fruchtwassermenge natürlicherweise auch immer ab. Bei einer fortschreitenden Plazentainsuffizienz kann dieser Effekt stärker ausgeprägt sein. Kein Problem aber, denn das Fruchtwasser wird vor allem in der früheren Phase der Schwangerschaft dringend benötigt. Danach kommt der Mensch auch mit nur wenig davon gut zurecht.

Zur Entgiftungsfunktion der Plazenta kann man mittels Ultraschall kaum eine spezifische Aussage treffen. Klar ist aber, dass sich noch kein Kind bedingt durch einen mangelhaften Abtransport von Stoffwechselprodukten vergiftet hat, es sei denn, es kommt zu spät auf die Welt, und ein Sauerstoffmangel hat stattgefunden.

Aus diesem Grunde scheint die Sauerstoffversorgung des Kindes die wichtigste Funktion der Plazenta zu sein. In aller Regel schafft es die Natur, die Sauerstoffversorgung im Rahmen einer Plazentainsuffizienz am längsten aufrecht zu erhalten.

Mithilfe des Dopplerultraschalls kann man gerade die Sauerstoffversorgung des Kindes sehr gut nachvollziehen. Bei einer klassischen Plazentainsuffizienz können insgesamt meist folgende Befunde erhoben werden:

Im Ultraschall sieht man durch Vermessung des Kindes und dessen Proportionen, dass die Wachstumskurven abgeflacht sind und insbesondere der Bauch, bedingt durch fehlende Fettreserven, sehr zart ist (dysproportioniertes Wachstum). Zusätzlich nimmt die Fruchtwassermenge langsam ab, und möglicherweise verkürzt sich der Muttermund bereits schleichend vorzeitig. In einem solchen Fall besteht natürlich der dringende Verdacht auf eine noch kompensierte Plazentainsuffizienz. Damit bestünde die dringende Indikation zu wiederholten Doppleruntersuchungen:

Wie oben bereits beschrieben kann mithilfe des Dopplers der Widerstand der Blutgefäße dokumentiert werden und damit eine Kreislaufreaktion des Kindes erkannt werden. Diese wiederum würde durch eine sich verschlechternde Sauerstoffversorgung verursacht sein. Bei drohendem Sauerstoffmangel reagiert nämlich das Kind in ausgeklügelter Weise mit einer solchen Kreislaufumstellung. Es leitet den weniger ankommenden Sauerstoff vor allem in Organe, die diesen am nötigsten haben und die besonders empfindlich sind. Das sind vor allem das Gehirn, das Herz und bestimmte weitere Organe. Mit dem Dopplerverfahren kann diese Reaktion sehr genau nachvollzogen werden.

Man kann in aller Regel bei gezielter Untersuchung feststellen, ob ein ernstes Problem droht, und man kann sogar auch, wie oben erwähnt, etwas in die Zukunft sehen. Den Tag X oder die Stunde X des gefährlichen Sauerstoffmangels kennt man nicht genau, aber den besten Zeitpunkt der Entbindung schon. Der liegt nämlich so weit vor dem Eintritt des Sauerstoffmangels, dass zwar die maximal mögliche Reife des Kindes gewährleistet ist, der Sauerstoffmangel jedoch noch in der Ferne liegt.

Längst nicht jedes Kind mit reduzierter Fruchtwassermenge oder fehlendem Fettgewebe hat eine insuffizient arbeitende Plazenta! Diese Dinge kommen natürlich auch individuell vor, ohne dass etwas Ernstes dahintersteckt. Es ist sogar so, dass hinter einer körperlichen Zartheit sehr viel häufiger habituelle, physiologische Gründe stecken, als dass die Zartheit auf eine Plazentainsuffizienz zurückzuführen ist und damit eigentlich als „Restriktion" bezeichnet werden müsste. Die Menschen sind eben sehr unterschiedlich. Es gibt kleine Menschen und dicke Menschen, Menschen mit großem und kleinem Kopf, lange Beine und kurze Beine etc. Jedenfalls lassen wir uns nicht in eine normierte Form pressen. Im Ultraschall gibt es aber für alles Normen, zwar mit Spannweiten, aber immerhin. Auch die gesunden Feten passen oft nicht in die Norm, und das ist gar nicht so ungewöhnlich.

Wird nun ein Organ, Körperteil oder eine Konstellation außerhalb der Norm registriert, kommt eine Schwangere sehr schnell in die Risikoschublade. Dann wird unter Umständen wöchentlich „gedopplert", kontrolliert und unnötig untersucht. Dies wird zunächst noch von den wenigsten Frauen als wirklich störend empfunden. Die meisten Frauen sind in diesen Fällen wegen ihrer Befürchtungen und Hilflosigkeit sogar froh um jede Kontrolle. Immerhin können sie selbst die tatsächliche Gefährdung am wenigsten einschätzen. Allerdings ist es mit der unbeschwerten, glücklichen Schwangerschaft vorbei, und die Sorge herrscht schon vor.

Bezüglich der Geburt aber kann jetzt viel falsch gemacht werden. Sehr schnell steht nämlich aufgrund von Verunsicherung und Angst die vorzeitige Entbindung als Überlegung im Raum. Dies kann ein Trugschluss sein, welcher zu unnötigem Risiko führt: Für eine vorzeitige Entbindung müssen nämlich Wehen medikamentös angeregt werden. Eine Geburtseinleitung ist jedoch mit hohen Risiken behaftet, insbesondere aber an einer für die Geburt noch nicht vorbereiteten Gebärmutter ohne bereits vorbestehende eigene (endogene) Wehenbereitschaft. Zirka 20 % dieser Schwangeren werden aufgrund von Einleitungskomplikationen „ungewollt" per Kaiserschnitt entbunden und kein unbedeutender Anteil davon unter eiligen (Notfall-)Bedingungen. Die angewendeten Medikamente haben nämlich ein recht hohes Nebenwirkungspotenzial und können zu „Wehensturm", Dauerkontraktionen, Plazentakomplikationen und letztlich schlechten kindlichen Herztönen mit drohendem Sauerstoffmangel führen. Unter Umständen tritt nun ein Sauerstoffmangel ein, welcher künstlich herbeigeführt wurde (Abb. 4.8).

In diesem Zusammenhang darf man auch nicht die Frauen vergessen, die sich aus Angst vor der grauen Wolke „Plazentainsuffizienz" sofort für einen Kaiserschnitt ohne vorherigen Einleitungsversuch (primärer Kaiserschnitt) entscheiden! Das sind sicherlich viele.

In erfahrener Hand kommt ein solcher Verlauf sehr viel seltener vor! Ein erfahrener Geburtshelfer und Pränataldiagnostiker wird zwar seine Sicherheitsbedenken für das Kind in der Schwangerschaft auch nicht aufgeben, kann sich aber auf seine Erfahrung berufen und die Schwangeren herausfiltern, die ein echtes Gefährdungspotenzial tragen. Umgekehrt: Die Frauen

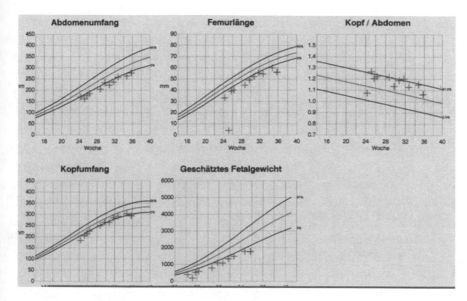

Abb. 4.8 Ein zartes Kind wächst regelrecht. Hier konnte eine Plazentainsuffizienz ausgeschlossen werden

mit einem zarten Kind ohne Gefährdung werden ebenfalls identifiziert. Letzteren wird von einer Einleitung dann konsequenterweise abgeraten. Es spricht dabei nichts gegen Kontrollen, wenn diese ungefährlich sind und für mehr Sicherheit sorgen. Eine echte Gefahrensituation kann man also in der Regel frühzeitig erkennen und dann immer noch adäquat darauf reagieren.

Mithilfe des Ultraschalls können viele Feten mit Problemen erkannt werden, die ohne diese Untersuchung durch das Netz gefallen wären. So manches Kinderleben konnte durch Ultraschall gerettet werden.

Allerdings ist die Ultraschalluntersuchung in Wirklichkeit nur ein Mosaiksteinchen in der Überwachung der späteren Schwangerschaft. Oft gleichbedeutend wichtig sind die Sinne des Untersuchers, die körperliche Untersuchung der Schwangeren, die Anamnese und Befragung (Schwangere fühlen oft, dass etwas nicht stimmt), das CTG und viele andere Untersuchungsmöglichkeiten.

Das sollte unbedingt klar sein!

Oftmals lohnt es auch, auf eine erfahrene Hebamme zu hören. Den Zustand des Kindes in der „Black Box" der Gebärmutter kann man nicht direkt erfragen. Man kann aber das Mosaik aus den Bausteinen der unterschiedlichen Untersuchungen zusammensetzen und erhält ein ziemlich genaues Bild vom Vitalzustand des Ungeborenen. Niemand verlässt sich in dieser wichtigen Frage nur auf den Ultraschall.

Gegen Ende der Schwangerschaft verliert der Ultraschall aber immer mehr an Bedeutung. Bei der Aufnahme zur Geburt, möglicherweise mit bestehender Wehentätigkeit, macht die Sonografie kaum noch Sinn. Lediglich die Lage des Kindes und das ungefähre Schätzgewicht sowie die Lage der Plazenta können von Interesse sein. Viel mehr kann zu diesem Zeitpunkt auch nicht mehr gesehen werden, denn die Ultraschallbedingungen sind in der Regel schlecht (wenig Fruchtwasser, undurchdringliche Knöchelchen etc.).

Die Gewichtsschätzungen sind dann auch sehr mit Vorsicht zu genießen. Wegen der schlechten Bedingungen sind die relevanten Maße des Köpfchens und des Körpers kaum noch korrekt einstellbar, und die Messungen grenzen an Fantasie. Infolgedessen liegen die Schätzungen manchmal sehr daneben. Hinzu kommt noch, dass die Gewichtstabellen, welche oft in die Ultraschallgeräte integriert sind, sehr unterschiedliche Prognosen abgeben. Zudem ist der statistische Fehler der Messung bei großen Kindern deutlich höher. Zuletzt kommt es noch auf die Erfahrung des Untersuchers an, denn ein Erfahrener wird sein Untersuchungsergebnis mit seinen klinischen Eindrücken korrelieren. Es wird angegeben, dass der statistische Fehler bei der Gewichtsschätzung ca. 10 % sein soll. Oftmals ist der Fehler aber deutlich größer. Gewichtsdiskrepanzen von mehr als 1000 g werden gesehen. Also: Vorsicht! Die Gewichtsschätzung ist verblüffend ungenau.

Die Länge des Kindes kann lediglich in der Frühschwangerschaft gemessen werden, nämlich dann, wenn der Embryo oder der Fetus noch auf das Bild des Monitors passt. Ab der ca. 16 SSW sind unsere Längenschätzungen derart schlecht und fehlerbehaftet, dass man die Nennung einer Größe lieber unterlassen sollte.

Gegen Ende der Schwangerschaft sind andere Untersuchungen, vor allem aber die klinischen Untersuchungen (Tastbefunde, CTG etc.) viel wichtiger als die Ultraschalluntersuchung. Unter der Geburt gehört in der Routine kein Ultraschallgerät in den Kreißsaal! Lediglich in ganz ausgesuchten Fällen und bei besonderen Fragestellungen kann dies sinnvoll sein.

Statistisch gesehen steigt die Komplikationsrate gegen Ende der Schwangerschaft an. Ab der 36. SSW bedarf es einer intensiveren Überwachung. In
Deutschland werden deshalb die Untersuchungsintervalle auf zwei Wochen
verkürzt. Manchmal muss eine Schwangere aber auch kontinuierlich im
Krankenhaus überwacht werden.

5

Schwangerschaftsabbruch

Kliniken oder Schwerpunktpraxen, die pränatale Diagnostik betreiben, aber auch niedergelassene Frauenärzte und Frauenärztinnen sind immer wieder mit der Frage oder dem Wunsch nach einem Schwangerschaftsabbruch konfrontiert. Die Frage stellt sich beispielsweise, wenn eine Schwangerschaft aus verschiedensten Gründen nicht gewünscht ist, wenn ein Fetus erkrankt ist oder eine Schwangere aufgrund eigener schwerer Krankheiten durch die Schwangerschaft selbst stark gefährdet ist.

Dieses Buch möchte in keiner Weise zur Debatte über die moralischen Aspekte des Schwangerschaftsabbruches beitragen. Es ist an dieser Stelle nicht möglich, das Für und Wider der Entscheidungsfindung oder alle moralischen, gesellschaftlichen oder theologischen Aspekte der schwierigen Thematik entsprechend zu würdigen. Im Folgenden wird lediglich die gängige Praxis bei Schwangerschaftsabbrüchen beschrieben und exemplarisch auf Erfahrungsberichte zurückgegriffen.

Zu diesem Zweck ist es zunächst einmal sinnvoll, die aktuelle rechtliche Lage zu erläutern:

- Grundsätzlich ist der Schwangerschaftsabbruch in Deutschland rechtswidrig und steht unter Strafe. Auch diejenige Person, welche einen Abbruch durchführt, wird bestraft.
- Allerdings existiert in Deutschland eine dezidierte Gesetzgebung, die den Schwangerschaftsabbruch doch möglich macht. In bestimmten

Mit Kommentar von Professor Tobias Trappe

J. Pagels, *Schwangerschaftsvorsorge und Pränataldiagnostik*, https://doi.org/10.1007/978-3-662-64183-5_5

Fällen entfällt sogar nicht nur die Strafbarkeit, sondern auch die Rechtswidrigkeit. Im § 218 StGB unterscheidet der Gesetzgeber zwischen der Möglichkeit des Abbruches ohne Indikationsstellung (rechtswidrig und straffrei) und mit einer Indikationsstellung (rechtskonform). Er legt dabei aber verbindliche Kriterien fest, die unbedingt erfüllt werden müssen.

Kommentar von Tobias Trappe:

Zur Rechtslage: Die seit der Entscheidung des Bundesverfassungsgerichts von 1993 (BVerfG 88, 203) geltende Rechtslage behauptet zunächst einmal die grundsätzliche Rechtswidrigkeit des Schwangerschaftsabbruchs (mit der Ausnahme der kriminologischen und medizinischen Indikation) unmissverständlich: „Das Grundgesetz verpflichtet den Staat, menschliches Leben, auch das ungeborene, zu schützen. Die Menschenwürde kommt schon dem ungeborenen menschlichen Leben zu. Die Rechtsordnung muss die rechtlichen Voraussetzungen seiner Entfaltung im Sinne eines eigenen Lebensrechts des Ungeborenen gewährleisten. Dieses Lebensrecht wird nicht erst durch die Annahme seitens der Mutter begründet. Rechtlicher Schutz gebührt dem Ungeborenen auch gegenüber seiner Mutter. Ein solcher Schutz ist nur möglich, wenn der Gesetzgeber ihr einen Schwangerschaftsabbruch grundsätzlich verbietet und ihr damit die grundsätzliche Rechtspflicht auferlegt, das Kind auszutragen. Das grundsätzliche Verbot des Schwangerschaftsabbruchs und die grundsätzliche Pflicht zum Austragen des Kindes sind zwei untrennbar verbundene Elemente des verfassungsrechtlich gebotenen Schutzes. Der Schwangerschaftsabbruch muss für die ganze Dauer der Schwangerschaft grundsätzlich als Unrecht angesehen und demgemäß rechtlich verboten sein. Das Lebensrecht des Ungeborenen darf nicht, wenn auch nur für eine begrenzte Zeit, der freien, rechtlich nicht gebundenen Entscheidung eines Dritten, und sei es selbst der Mutter, überantwortet werden."

Um die mit dem Lebensrecht des Ungeborenen u. U. kollidierenden Rechtsgüter der Gesundheit und Entscheidungsfreiheit der Schwangeren zu schützen, hat das Strafgesetzbuch daraufhin zu einer Konstruktion gegriffen, die zumindest für den juristischen Laien in der Argumentation etwas Irritierendes hat: Dieser neuen Gesetzeslage zufolge nämlich bleibt der Schwangerschaftsabbruch zwar grundsätzlich rechtswidrig, nur gilt jetzt – im Rahmen einer abgestuften Systematik des Strafgesetzbuchs – der strafrechtliche Tatbestand des § 218 StGB im Falle eines frühen Abbruchs (unter der Bedingung eingehender Beratung) als „nicht verwirklicht", bleibt also „straffrei". Was das BVerfG in seinen Leitsätzen natürlich ebenso unmissverständlich. fordert: „Die Reichweite der Schutzpflicht für das ungeborene menschliche Leben ist im Blick auf die Bedeutung und Schutzbedürftigkeit des zu schützenden Rechtsguts einerseits und damit kollidierender Rechtsgüter andererseits zu bestimmen. Als vom Lebensrecht des Ungeborenen berührte Rechtsgüter kommen dabei – ausgehend vom Anspruch der schwangeren Frau auf Schutz und Achtung ihrer Menschenwürde (Art. 1 Abs. 1 GG) – vor allem ihr Recht auf Leben und körperliche Unversehrtheit (Art. 2 Abs. 2 GG) sowie ihr Persönlichkeitsrecht (Art. 2 Abs. 1 GG) in Betracht. Dagegen kann die Frau für die mit dem Schwangerschaftsabbruch einhergehende Tötung des Ungeborenen nicht eine grundrechtlich in Art. 4 Abs. 1 GG geschützte Rechtsposition in Anspruch nehmen [...] Grundrechte der Frau tragen nicht so weit, dass die Rechtspflicht zum Austragen des Kindes – auch nur für eine bestimmte Zeit – generell aufgehoben wäre.Die Grundrechtspositionen der Frau führen allerdings dazu, dass es in Ausnahmelagen zulässig, in manchen dieser Fälle womöglich geboten ist, eine solche Rechtspflicht nicht aufzuerlegen. Es ist Sache des Gesetzgebers, solche Ausnahmetatbestände im Einzelnen nach dem Kriterium der Unzumutbarkeit zu bestimmen. Dafür müssen Belastungen gegeben sein, die ein solches Maß an Aufopferung eigener Lebenswerte verlangen, dass dies von der Frau nicht erwartet werden kann". Schwer nachvollziehbar ist schließlich auch die Rechtslage bei Abbrüchen. bis spätestens zur 22. Schwangerschaftswoche: Erfolgt bis zu diesem Zeitpunkt ein solcher Abbruch nach Beratung gemäß SchKG. (§ 218a Abs. 4 S. 1 StGB), bleibt dieser zwar für die Schwangere straffrei (persönlicher Strafausschließungsgrund), während jedoch alle übrigen Beteiligten – also insbesondere der behandelnde Arzt – einem erheblichen Strafbarkeitsrisiko ausgesetzt sind.

Aus der Perspektive der Ethik ist diese Konstruktion der Versuch, die „deontologische" Argumentation des BVerfG mit dem herrschenden „Konsequentialismus" „irgendwie" in Übereinstimmung zu bringen. Aus einer deontologischen Perspektive – ihr bekanntester Repräsentant ist Kant – gibt es unbedingte, ohne Ansehen der Umstände geltende (nicht unbedingt: Handlungsgebote, wohl aber:) Handlungsverbote. Für den Konsequentialismus (oder Utilitarismus) hingegen ist alles Handeln zuerst und zuletzt ein strategisches Tun und dient als solches der Nutzenmaximierung, letztlich: der Optimierung der Welt. Vor diesem Hintergrund können daher bestimmte Handlungen – z. B. die Tötung eines noch ungeborenen Kindes – mit Blick auf einen „höheren" Zweck u. U. erlaubt, ja vielleicht sogar geboten sein.

Der Konflikt dieser beiden letztlich unvereinbaren Positionen lässt sich natürlich auflösen durch eine vom BVerfG abweichende Bewertung des noch ungeborenen menschlichen Lebens. Insofern ist der Streit zwischen Deontologen und Konsequentialisten in Fragen der Abtreibung in aller Regel auch ein Streit um den moralischen Status von Embryonen und Feten.

Auf der argumentativen Ebene sind – wenn der Eindruck nicht trügt – inzwischen alle Mittel ausgeschöpft, sodass substanziell Neues hier nicht zu erwarten sein dürfte und die Debatte im Ganzen für die Abtreibungsgegner entschieden zu sein scheint: Weil sich ein Anfang unseres Personseins zeitlich nicht fixieren lässt, fallen auch Blastozyten und Embryonen unter den absoluten Schutzbereich von Art. 1 Grundgesetz. Was argumentativ schlüssig ist, muss nun allerdings noch keineswegs überzeugen. „Intuitiv" fällt es in der Tat ja auch schwer, im Embryo etwas „Menschliches" zu erkennen – auch wenn sich die Entwicklungskontinuität hin zu einem Kind nicht abstreiten lässt (zumindest im Rückblick, also im Falle der Geburt).

Gleichzeitig – und hier wiederholt sich das Dilemma auf einer mehr „emotionalen" Ebene – empfinden wir Embryonen auch nicht einfach als organisches „Material", also nicht als bloße „Sachen". In verschärfter Form ist dieses Problem Ende der 90er-Jahre durch einen Beitrag der Sendung *Report* unter dem Titel *Ethikfalle – Totgeburten zu Granulat zermahlen* öffentlich geworden. Denn hier entstand plötzlich erstmals eine Sensibilität dafür, dass „das", was bei Fehl- und Totgeburten „auf die Welt kommt", eben nicht nur ein Gewebe ist, das sich – wie im Bericht gezeigt – dann problemlos zu Straßenbelag weiterverarbeiten lässt.

An dieser Stelle offenbart die ganze Diskussion um den Schwangerschaftsabbruch noch einmal, dass und wie sich unser Denken und Fühlen in einem binären System des Entweder-Oder bewegt, das für die „Bewältigung" unseres Lebens keineswegs immer ausreicht. Man hat darum verschiedentlich nach einem dritten Weg gesucht, um einerseits den unabweisbaren „Respekt" gegenüber Embryonen sicherzustellen, ohne doch andererseits für sie die gleiche moralische Qualität zu beanspruchen wie im Fall von Personen: Embryonen „verdienen" vor diesem Hintergrund eine vergleichbare Form der Achtung und Wertschätzung, wie wir sie etwa gegenüber großen Kulturleistungen, also etwa Kunstwerken empfinden.

5.1   Schwangerschaftsabbruch ohne Indikationsstellung

Man geht davon aus, dass Kinder am besten im Einvernehmen mit der Frau und nicht gegen deren Willen geschützt werden können. Bei schweren persönlichen Konflikten, finanziellen Notlagen oder grundsätzlicher Ablehnung hat eine Frau deswegen das Recht zum Abbruch der Frühschwangerschaft. Die Schwangere soll nicht vom Staat oder der Gesellschaft bevormundet werden. Man spricht ihr nicht das Recht ab, eine verantwortungsbewusste Entscheidung in ihrem persönlichen Kontext zu treffen. Zwingend müssen aber folgende Voraussetzungen erfüllt sein:

- Die Schwangerschaft muss innerhalb von 12 Wochen nach der Empfängnis (bis 14. Woche nach der letzten Regel) abgebrochen werden.
- Die Frau muss den Abbruch verlangen.

- Es muss eine Schwangerschaftskonfliktberatung an einer staatlich anerkannten Stelle durch entsprechende Bescheinigung nachgewiesen werden.
- Erst frühestens am 4. Tag nach der Beratung darf der Schwangerschaftsabbruch von einem Arzt durchgeführt werden.

Die Kosten für einen Schwangerschaftsabbruch ohne Indikation sind von jeder Frau selbst zu tragen. In einzelnen Fällen werden die Kosten aber, nach entsprechender Antragstellung, von den Sozialkassen übernommen.

> In Deutschland hat die Anzahl der Schwangerschaftsabbrüche trotz einer vergleichsweise liberalen Gesetzgebung in den letzten Jahren leicht abgenommen. Allerdings liegen noch keine Vergleichszahlen für Deutschland seit der Zunahme der NIPT vor. Der gesellschaftliche Diskurs könnte zunehmen, wenn in den nächsten Jahren, analog zur Anzahl der NIPT, auch die Rate der Schwangerschaftsabbrüche stark ansteigt.

5.2 Schwangerschaftsabbruch mit Indikationsstellung

Nach einer Straftat (z. B. Vergewaltigung) ist ein Abbruch rechtskonform, wenn dieser in den ersten 12 Wochen nach der Empfängnis (bis 14 Wochen nach der letzten Regel) erfolgt. Dies nennt man „kriminologische Indikation". Der Abbruch ist auch rechtskonform, wenn er notwendig ist, um Lebensgefahr oder die Gefahr von schwerwiegenden körperlichen und/oder seelischen Beeinträchtigungen von der Frau abzuwenden. Dies nennt man „medizinische Indikation".

Beim Schwangerschaftsabbruch mit einer medizinischen Indikation gibt es kein „Zeitlimit". Diese Schwangerschaft kann grundsätzlich in jeder Entwicklungsphase des Kindes abgebrochen werden, also eigentlich sogar bis zum Einsetzen der natürlichen Wehentätigkeit, jedenfalls aber vor der Geburt des Kindes. Bei beiden Indikationsstellungen wird eine ärztliche Bescheinigung benötigt. In den meisten Fällen wird der Arzt diese Bescheinigung auf der Grundlage seiner eigenen Befunderhebung oder der Befunderhebung von zur Hilfe gerufenen weiteren Ärzten ausstellen. Im Fall der kriminologischen Indikation kann auf die Schwangere zukommen, dass sie selbst die Straftat plausibel machen muss.

Wichtig ist, dass es beim Schwangerschaftsabbruch mit Indikationsstellung keine Verpflichtung zur Schwangerschaftskonfliktberatung gibt. Diese ist also zwar freiwillig, jedoch dringend empfohlen.

Der Arzt oder die Ärztin, welche mit dem Vorgang betraut ist, hat vom Gesetzgeber folgende Pflichten auferlegt bekommen (unabhängig davon, ob die Schwangere einen Abbruch erwägt):

- Es müssen ausführliche Informationen über medizinische, psychische und soziale Aspekte eines eventuellen Befundes (z. B. Fehlbildung) bereitgestellt werden.
- Es muss auf Unterstützungsmöglichkeiten bei körperlichen und seelischen Belastungen hingewiesen werden.
- Es müssen ggf. andere Fachärzte (z. B. Kinderärzte) hinzugezogen werden.
- Die Schwangere muss Hinweise auf ihren Anspruch auf psychosoziale Hilfe erhalten. Diese muss, falls gewünscht, für die Betroffene organisiert werden.
- Informationsmaterialien müssen ausgehändigt werden. Im Fall einer tatsächlichen Indikationsstellung und bei einem tatsächlichen Wunsch der schwangeren Frau nach einem Abbruch hat der Mediziner weitere Pflichten:
- Ausführliche Beratung zu allen Aspekten des Schwangerschaftsabbruchs (Ablauf, Folgen, Risiken, psychische und physische Auswirkungen).
- Informationen über eine weitere, vertiefende Beratung durch eine Stelle der Schwangerschaftskonfliktberatung.
- Schriftliche Feststellung der medizinischen Indikation zum Abbruch. Diese darf aber erst nach einer Frist von mindestens drei Tagen ausgehändigt werden (Ausnahme: bei erheblicher Gefahr für Leib und Leben der Schwangeren).

Die Schwangere muss alle erhaltenen Beratungsangebote und Hilfen oder den Verzicht darauf durch Unterschrift bestätigen. Die Kosten für einen Schwangerschaftsabbruch mit Indikationsstellung werden von den Krankenkassen übernommen.

Unabhängig von den neueren gesetzlichen Regelungen haben viele die umfassende Beratung im Fall von Schwangerschaftskomplikationen, Fehlbildungen oder Chromosomenstörungen sowie bei der Frage nach einem Abbruch der Schwangerschaft schon immer als eminent wichtig angesehen.

Aus diesem Grunde arbeiten die meisten Pränataldiagnostiker schon lange mit einer entsprechenden Beratungsstelle zusammen.

Bei den Gesprächen mit den Vertreterinnen dieser Beratungsstelle wird auf die Gründe für das Erwägen des Abbruches oder die Gründe für den Entschluss zum Abbruch eingegangen. Dies erfolgt jedoch völlig wertfrei, man gibt den Frauen lediglich die Gelegenheit, ihre Sorgen offen zu äußern. Schwangere werden über finanzielle und soziale Hilfen informiert, die die Fortsetzung der Schwangerschaft erlauben könnten. Vor allem aber wird auf die möglichen Auswirkungen einer Geburt oder eines Schwangerschaftsabbruchs eingegangen. Dies ist nach häufiger Auffassung der allerwichtigste Punkt, der deshalb auch von ärztlicher Seite angesprochen wird, insbesondere dann, wenn die Betroffene das Gespräch in einer Beratungsstelle ablehnen sollte.

Ärztlicher Beobachtung zufolge wird in Zusammenhang mit Schwangerschaftsabbrüchen fast ausnahmslos immer wieder die gleiche Erfahrung gemacht: Eine Schwangerschaft, eine Geburt oder ein Abbruch markieren im Leben einer Frau und deren Familie immer ein unauslöschliches Lebensereignis. Immer wieder erinnern sich Frauen daran, lebenslang kommt es zu einer entsprechenden Reflexion. Dies, so glaubt man, ist auch genetisch festgelegt!

Nimmt eine Schwangerschaft einen traurigen Verlauf, muss eine Frau oder ein Paar also damit rechnen, diesen niemals vergessen zu können. Frühe Fehlgeburten hinterlassen eine seelische Narbe. Selbst bei Fehlgeburten, bei denen sich noch kein sichtbarer Embryo entwickelt hat, kommt es zu langen Trauerphasen, vor allem bei den Frauen (viele der Väter sind da offensichtlich nicht so dauerhaft betroffen). Es ist durchaus eher unerheblich, in welcher Schwangerschaftswoche die Fehlgeburt stattgefunden hat.

Immer mehr „verwaiste" Eltern entscheiden sich daher heute für eine anonyme Sammelbestattung, auch bei frühesten Fehlgeburten. Von diesen Paaren wird es durchaus als hilfreich angesehen, wenn sie einen Ort für ihre Trauer und Erinnerung haben. Frauen aller sozialer Schichten denken so.

Im Falle eines Schwangerschaftsabbruchs verschärft sich diese Problematik erheblich! Der Unterschied: Eine Frau/ein Paar hat sich dann aktiv gegen ein Kind entschieden, die Entscheidung wurde ihr/ihm nicht von anderer Seite abgenommen. Dieses aktive Vorgehen kann zu schweren Schuldgefühlen führen. Die psychische Stabilität kann derart leiden, dass professionelle psychologische Hilfe eingeholt werden muss oder Partnerschaften daran zerbrechen. Partnerschaften sind vor allem dann besonders gefährdet, wenn vor einem Eingriff Uneinigkeit über die Intervention geherrscht hat. Nach vorsichtigen Schätzungen benötigen ungefähr 40 % aller Frauen nach einer Abtreibung psychologische Hilfe und/oder eine Eheberatung.

Anders als bei Fehlgeburten scheint der Zeitpunkt des Schwangerschaftsabbruchs von Bedeutung zu sein. Frauen berichten über deutlich mehr Probleme und Schuldgefühle, wenn sie ihr Kind bereits gespürt haben. Vielleicht greifen in der späteren Schwangerschaft die natürlichen Verdrängungsmechanismen nicht so gut, weil das Kind aus der „Anonymität" herausgetreten ist. Offensichtlich können Kindsbewegungen bei positiver Einstellung zu einer Schwangerschaft die Trauer nach dem Verlust nicht so gravierend verstärken, wie sie die Schuldgefühle bei negativer Einstellung zum Kind potenzieren können.

Schwere Fehlbildungen schützen nicht vor Trauer und Schuldgefühl. Je gravierender die Erkrankung, desto mehr Verständnis hat zwar das direkte und indirekte Umfeld einer Schwangeren für einen Abbruch. Die Frau selbst allerdings hat nicht so viel davon. Durch ihre emotionale Beteiligung wird sie immer Schuldgefühle entwickeln. Diese können zwar deutlich gemildert sein, der Zweifel über die eigene Berechtigung zum Abbruch wird aber dennoch kommen. Wie heißt es so schön: „Die Hoffnung stirbt zuletzt."! Genauso trifft aber auch zu: „Die Zweifel sterben zuletzt."!

Kommentar von Tobias Trappe:

Einsamkeit: Der Abbruch einer Schwangerschaft ist, anders als die Geburt, kein „öffentliches Ereignis". Er bleibt im Dunkeln, verborgen, vielleicht auch verheimlicht. Hier ist nicht nur gemeint, dass man damit nicht „hausieren" geht. Gemeint ist vielmehr, dass und wie in dieser Erfahrung der Mensch vereinsamt. Selbst in der Paarbeziehung, auch gegenüber engen Freunden fehlt einfach oft der Mut, das Vertrauen, vielfach wohl auch die Sprache, diese Erfahrung zu teilen. Sie ist etwas „Privates", d. h. aus einer gemeinsam von uns allen geteilten Welt „geraubt" – mit ein Grund dafür, dass der u. U. notwendige Eintrag in das Melderegister (beim sog. Spätabbruch) so außerordentlich unwirklich, bizarr, ja absurd auf die betroffenen Eltern und jeden einigermaßen mitfühlenden Menschen wirkt.

Schuld: Diese Vereinsamung betrifft nun keineswegs nur den Abbruch allein, sondern ist Teil jeder wirklich leidvollen Erfahrung. Aber hier ist vielleicht doch noch einmal ein ganz besonderes „Gefühl" mit hineingemischt, das den Schwangerschaftsabbruch von anderen schweren Erfahrungen unterscheidet und diese Isolation verschärft: Das Gefühl von Schuld, oftmals wohl auch des Versagens.

Selbst wenn nach einer intensiven Beratung der Abbruch rechtlich legitimiert und „moralisch" vertretbar ist – das dunkle Gefühl des Nicht-sein-Sollenden bleibt. Es hat etwas Künstliches, dieses Gefühl als Produkt gesellschaftlicher Mechanismen und damit als „falsch" zu entlarven. Der Tod ist niemals „gut", das gilt auch dann, wenn wir ihn im Fall einer langen und schweren Erkrankung als etwas „Erlösendes" bezeichnen.

Man kann über die christliche Erbsündenlehre denken, wie man will: Sie hat ein klares, unmissverständliches, vielleicht auch in Zeiten der Evolutionstheorie anachronistisches Bewusstsein davon, dass der Tod immer etwas zutiefst „Unnatürliches" und vor allem etwas „Unmenschliches" ist. Ich glaube, dass es gut ist, dieses Gefühl von „Schuld" zunächst einmal als etwas Gegebenes und irgendwie auch „Sachgerechtes" anzunehmen und so stehen zu lassen. Diese „Schuld" ist dem Schmerz vergleichbar, der ja auch eine Wunde, eine Verletzung, eben ein Nicht-sein-Sollendes anzeigt. Man kann sich daher fragen, ob in diesem Zusammenhang das Wort „Schuld" überhaupt noch angemessen ist oder wegen zahlreicher (im schlechten Sinne: moralisierender) Missdeutungen und Untertöne nicht besser vermieden bzw. durch andere (Schmerz, Trauer ...) ersetzt werden sollte. „Schuld" akzentuiert jedoch stärker jenes merkwürdige, schwer beschreibbare und noch schwerer zu bewertende Verstricktsein eines „Ich" in diesen Gesamtprozess – angefangen von der Zeugung über die Diagnose bis hin zur Durchführung eines Abbruchs. Hier laufen keine anonymen Prozesse ab, es sind keine Automatismen, hier werden vielmehr an unterschiedlichen Stellen Entscheidungen gefällt, hier gibt es eine wie auch immer geartete, vielleicht diffuse, vielleicht auf viele Schultern verschobene Verantwortlichkeit, hier gibt es ein Ich, welches „hinter" oder besser „in" all dem steht.

Und für dieses „Ich", also für die Eltern, vor allem natürlich für die Frau, ist „Schuld" vielleicht doch diejenige Kategorie, mit der sich diese Erfahrung noch am besten beschreiben lässt. Noch einmal: Ich rede hier nicht von einer „moralischen" oder gar „rechtlichen" Schuld, schon gar nicht von einem Gegenstand der Missbilligung, des Vorwurfes, der Anfeindung oder gar Strafe – zu all dem müsste sicher vieles gesagt und noch viel mehr schweigend bedacht werden.

Was ich hier und an dieser Stelle im Auge habe, ist vielmehr eine nicht abzuschüttelnde „Ursächlichkeit", eine Kausalität, die stellenweise der „tragischen Schuld" des antiken Dramas gleicht: Ohne „mich" wäre „es" nie dazu gekommen.

Die eigene Zerrissenheit annehmen: In der Begleitung der Eltern kann es daher aus meiner Sicht nicht darum gehen, diese Schuldgefühle zu beseitigen. Es geht vielmehr um ihre Klärung, um den schwierigen, wohl lebenslangen, wohl nie wirklich zu vollendenden Prozess, in dem dieser Riss im eigenen Leben angenommen wird. Wer dazu in der Lage ist, wer seine eigenen biografischen Brüche annimmt, wird auch andere Menschen „differenzierter" wahr- und annehmen können: Mit all ihren Widersprüchlichkeiten, ihren inneren Zerrissenheiten, Ambivalenzen, Unklarheiten.

Die eigene Gebrochenheit umgekehrt zu verdrängen kann Ausdruck einer „Anästhesie" sein, einer Betäubung, die die eigene Wirklichkeit in ihrer ganzen Komplexität ebenso verkürzt wie die der anderen Menschen.

Vor der Stellung einer Indikation zu einem Schwangerschaftsabbruch wegen Fehlbildung oder Erkrankung des Fetus sollte Folgendes dringend beachtet werden:

- Die Diagnose sollte nach Möglichkeit definitiv geklärt sein, damit die Erkrankung des Kindes einen Namen bekommt. Eine Diagnose hilft bei der späteren psychischen Verarbeitung.
- Ausstehende Befunde sollten möglichst abgewartet werden. Dies führt zu mehr Diagnosesicherheit und gibt Zeit zum Nachdenken.
- Sollte pränatal keine Diagnose beim Namen zu nennen sein, die Fehlbildungen aber zum Abbruch berechtigen, sollten maximale Bemühungen erfolgen, die Erkrankung nach dem Abbruch durch weitere Untersuchungen benennen zu können.
- Bei wegen schwerster Fehlbildungen nicht lebensfähigen Kindern unbedingt die Möglichkeit des Austragens besprechen, um die aktive Entscheidung gegen das Kind zu umgehen.
- Fachkollegen von relevanten medizinischen Disziplinen sollten gehört werden.
- Psychologen und Seelsorger sollten früh involviert werden.
- Ausgiebige, wiederholte Gespräche sind extrem wichtig. Die Entscheidung muss reifen. Nur eine wirklich gefestigte Entscheidung ist nach einem Abbruch auch tragfähig. Nicht tragfähige Entscheidungen machen eine spätere Verarbeitung manchmal unmöglich.
- Betroffene müssen sich darüber bewusst sein, dass sich eigene Meinungen und Einstellungen im Verlauf des Lebens ändern können. Manche getroffenen Entscheidungen werden im Nachhinein nach Jahren bereut und angezweifelt.
- Eingehende Aufklärung über die medizinischen Möglichkeiten des Abbruchs und deren Risiken.

Erst wenn alle rechtlichen Voraussetzungen erfüllt sind und der beteiligte Arzt vom Willen der Schwangeren überzeugt ist, kann die Indikation zum Abbruch gestellt werden. Dann aber sollte der Eingriff unter Gewährung von größtmöglicher Hilfestellung durchgeführt werden.

Ein Arzt kann die Durchführung eines Schwangerschaftsabbruches aus persönlichen Gründen ablehnen (es sei denn bei vitaler Bedrohung der Mutter). Insbesondere konfessionell geführte Krankenhäuser, aber auch viele andere, führen keine Abbrüche durch. Je später der Abbruch, desto weniger Anlaufstellen existieren. Es kann durchaus vorkommen, dass sehr weite Strecken in Kauf genommen werden müssen. Auch in Deutschland kommt es durchaus vor, dass selbst Schwangere mit gesicherter Indikation große Probleme haben, entsprechende Ärzte und Kliniken zu finden. Bezüglich dieser Anlaufstellen gibt es keine veröffentlichten Listen. Wahrscheinlich gibt es ethische und moralische Bedenken, aber auch rechtliche Aspekte, die Kliniken und Ärzte dazu veranlassen, mit der Thematik nicht an die Öffentlichkeit zu gehen.

Für betroffene Frauen und Paare kann dies sehr problematisch sein. Denn in jedem Fall befindet sich eine schwangere Frau, die einen Abbruch erwägt, in einer tiefen psychischen Konfliktsituation. Ängste vor der eigenen Verantwortung, Ängste vor unkalkulierbaren Entwicklungen in der Paarsituation, Ängste vor der Zukunft, aber auch Ängste vor einer Operation überfordern fast alle Schwangere. Frauen stoßen zusätzlich nicht selten auf Ablehnung und manchmal deutliche Kritik von Familie, sozialem Umfeld und ärztlicher Seite. Unreflektierte Kritik aber kann den psychischen Konflikt erheblich verstärken. Dieses Verhalten führt sehr oft nicht zur Akzeptanz der Schwangerschaft mit ihren Problemen, nicht zur Verminderung der Abbruchrate oder zur Lösung des Konfliktes. Es kann sogar kontraproduktiv sein, indem es gesunde Frauen erheblichen Risiken aussetzt, diese zu zweifelhaften Stellen oder ins Ausland treibt. Eine Extremeinstellung zum Schutz des ungeborenen Lebens kann das Leben einer Schwangeren und/oder deren Familie derart unmöglich machen, dass teils bezweifelt wird, ob dies denn noch mit Menschenwürde und Toleranz vereinbar ist. Eine betroffene Frau muss in ein kompetentes Netz von Medizin und seelischer Betreuung eingebunden werden. Dieses Netz hat zur Aufgabe, alle Facetten des Schwangerschaftskonfliktes zu erörtern, Hilfen aufzuzeigen, Möglichkeiten zu nennen. Nur so kann eine Frau zu einer tragfähigen Entscheidungsgrundlage kommen. Es wird immer wieder berichtet, dass sich eine abbruchwillige Frau nach entsprechender psychosozialer Unterstützung letztlich gegen den Abbruch entschieden hat.

5.3 Wie wird ein Schwangerschaftsabbruch durchgeführt?

Grundsätzlich hängt die Art der medizinischen Intervention von der Schwangerschaftswoche und damit vom Entwicklungsstand des Fetus ab. Nicht immer, aber in den meisten Fällen kommt eine Operation auf eine schwangere Frau zu. Diese Operation hat bei bestehender Notwendigkeit vor allem zum Ziel, sämtliches Schwangerschaftsgewebe, nämlich die

Frucht, die Eihäute und die Plazenta, aus der Gebärmutterhöhle zu entfernen.

5.3.1 Schwangerschaftsabbruch bis zu etwa der vollendeten 6. Schwangerschaftswoche

Bei einer Frühestgravidität kann der Abbruch immer durch eine vorsichtige Ausschabung der Gebärmutter oder durch eine Kombination von einem Absaugen der Frucht mit anschließender Ausschabung erfolgen. Dabei wird die Gebärmutter instrumentell während einer kurzen Narkose oder einem regionalen Anästhesieverfahren entleert (Näheres hierzu etwas weiter unten). In den meisten Fällen einer derart frühen Intervention kann aber durchaus der Versuch eines medikamentösen Schwangerschaftsabbruches erfolgen. Dabei nimmt die Schwangere ein Medikament ein (sogenannte Abtreibungspille), welches dem körpereigenen, schwangerschaftserhaltenden Hormon Progesteron entgegenwirkt. Als Folge der indirekten Wirkung kommt es zu einer Abstoßung der Schwangerschaft, gepaart mit einer Blutung. Die Blutung kann unterschiedlich stark sein, im Allgemeinen ist sie etwas stärker als eine übliche Menstruation. In den meisten Fällen kommt es zur kompletten Abstoßung der Frucht, ohne dass Anteile der Plazenta in der Gebärmutter verbleiben. Dies ist jedoch durch eine oder mehrere Bestimmungen des Schwangerschaftshormons (HCG) zu überprüfen. Sinkt das HCG nach der Abstoßung nicht entsprechend ab, ist davon auszugehen, dass noch mikroskopische Reste der Schwangerschaft in der Gebärmutter verblieben sind. Diese wiederum können erhebliche Komplikationen nach sich ziehen, sodass ggf. noch eine spätere Ausschabung notwendig wird, um die Reste zu entfernen. Eine Ausschabung ist gleichfalls bei bedrohlich starker oder dauerhafter Abbruchblutung durchzuführen. Während und wenige Tage nach dem Abbruch ist mit ziehenden Beschwerden, vergleichbar einem stärkeren Periodenschmerz, zu rechnen. Aus diesem Grunde ist eine entsprechende Schmerztherapie notwendig. Nach einem Schwangerschaftsabbruch in der Frühestgravidität sollte eine Frau mindestens drei reguläre Monatszyklen lang nicht wieder schwanger werden.

5.3.2 Schwangerschaftsabbruch bis etwas zur vollendeten 14. Schwangerschaftswoche

In dieser Phase der Schwangerschaft ist in der Regel immer ein operativer Eingriff notwendig. Der Embryo oder der Fetus mit den Eihäuten und der Plazenta sind bereits zu weit ausgebildet, als dass die Gebärmutter sich rückstandslos ohne entsprechende Intervention entleeren lässt. Die Operation wird von der Scheide her durchgeführt, indem der Muttermund durch Metallstäbchen schonend und schrittweise aufgedehnt wird und die Schwangerschaft vorsichtig mit Instrumenten entfernt wird. Am Operationstag sollte der Muttermund auf den Eingriff „vorbereitet" werden, indem die Schwangere ein Medikament erhält, welches bewirkt, dass das Gewebe des Muttermundes weicher wird und schonender gedehnt werden kann. Dies trägt zur Sicherheit der Operation bei. Die Operation wird in Allgemeinnarkose oder in regionalen Verfahren durchgeführt. Nach einer Operation ist mit ungefähr regelstarken Blutungen für einige Tage zu rechnen. Die Schmerzen entsprechen ebenfalls einem stärkeren Periodenschmerz und sind mit Schmerzmitteln beherrschbar. In Deutschland werden die allermeisten Schwangerschaftsabbrüche bis zur 14. Schwangerschaftswoche ambulant in entsprechenden Arztpraxen oder Praxiskliniken durchgeführt. Dieses Vorgehen hat sich etabliert und ist sicher. Die Komplikationsrate bei derartigen Operationen ist sehr gering.

In sehr seltenen Fällen kann es zum Verbleib von Resten der Schwangerschaft kommen. Dies bedingt in den meisten Fällen einen Zweiteingriff. Sehr selten kommt es auch zur Verletzung der Gebärmutterinnenwand mit der Gefahr von inneren Blutungen (Perforation). In diesem Fall wird in der Regel eine Bauchspiegelung notwendig sein, um dies auszuschließen oder einen Schaden zu beheben.

5.3.3 Schwangerschaftsabbruch zwischen der 15. und der ca. 21 Schwangerschaftswoche

Diese Schwangerschaftsabbrüche müssen meist in einem Krankenhaus unter stationären Bedingungen durchgeführt werden. In dieser Zeit ist ein Fetus nämlich bereits zu weit entwickelt, als dass die Entfernung durch die geringe Öffnung des Muttermundes problemlos möglich wäre. Die einzig noch mögliche Alternative der Direktintervention ist die Ausschabung nach „Vorbereitung" des Muttermundes (s. o.). Allerdings ist diese durch die Größe des Kindes, die Weite der Gebärmutterhöhle und die Enge des Muttermundes derart erschwert, dass das Komplikationsrisiko enorm ansteigt. Vor allem die Perforationsgefahr ist beträchtlich und gefürchtet.

Das, was sich viele Frauen in dieser Situation wünschen, nämlich die Beendigung der Schwangerschaft durch „Kaiserschnitt" („Machen Sie bitte eine Narkose, und wenn ich aufwache ist alles vorbei") ist definitiv nicht machbar. Ein „Kaiserschnitt" in dieser Phase der Schwangerschaft birgt ein unverhältnismäßig großes Allgemeinrisiko für die Schwangere und ist aus anatomischen Gründen (Relation von Größe des Fetus zur Größe der Gebärmutter und Richtungsverlauf der Muskelfasern der Gebärmutter) kaum durchführbar.

Was also bleibt, ist lediglich die Möglichkeit der Ausstoßung des Fetus nach medikamentöser Einleitung der Geburt mit anschließender operativer Entfernung von Resten der Plazenta mit einer Ausschabung.

Für Gynäkologen ist es eine regelmäßige Erfahrung, dass Frauen durch diese Vorstellung zunächst völlig aus der Balance geworfen werden. Ausnahmslos führt die Nennung dieser Tatsache zu absolutem Unverständnis und zu schockartigen Reaktionen. Man darf nämlich eines dabei nicht vergessen: Die betroffenen Frauen befinden sich bereits in höchster Not. Die Indikation zum Schwangerschaftsabbruch wurde aus triftigem Grunde gestellt. Das eigene Kind ist sehr schwer krank, niemand kann ihm mehr helfen. Möglicherweise ist durch die Schwangerschaft das eigene Leben bedroht. In dieser Situation fühlt eine Frau kaum noch Trost. Keine dieser Frauen entscheidet sich leichtsinnig gegen das eigene Kind. In vielen Sitzungen und bei vielen Gesprächen wurde die zuletzt getroffene Entscheidung hart erarbeitet. Damit ist eine Frau immer auch ein Opfer! Die Vorstellung des o.g. Procederes des Abbruches überfordert viele Frauen deshalb zunächst. Sie wollen nicht noch mehr opfern und sehen in dem Akt des „Gebärens" eine Zumutung.

Dieses Gefühl wird weiters auch noch verstärkt, wenn ihnen klar wird, dass die „Geburt" zunächst eingeleitet werden muss. Die Einleitung (Abortinduktion) geschieht mit Medikamenten, welche in Zäpfchenform in die Scheide eingebracht oder als Dauerinfusion in das Blut der Schwangeren eingebracht werden. Die Geburtseinleitung mit Tabletten ist ebenfalls möglich. Es ist damit zu rechnen, dass der Körper bis zu mehrere Tage benötigt, um auf diese Therapie mit Kontraktionen zu reagieren. In dieser Situation benötigt die Schwangere möglichst viel Unterstützung vom beteiligten Personal, besonders aber vom Partner oder der Familie. Diese Spätabbrüche müssen immer gemeinsam durchgestanden werden.

Die körperliche Komplikationsrate ist niedrig. Es handelt sich um ein sicheres Verfahren. Es besteht die Hauptgefahr der Blutung und der Perforation, diese sind aber beherrschbar. Nach der erfolgten Ausschabung kann eine Frau in der Regel baldig aus der Klinik entlassen werden. Eine längerdauernde stationäre Kontrolle ist meist nicht nötig.

In höheren Schwangerschaftswochen hat sich die Brust der Schwangeren bereits schon lange auf das Stillen vorbereitet. Aus diesem Grunde kann es zu einem ungewollten Milcheinschuss nach der „Geburt" kommen. In aller Regel ist es deshalb notwendig, dass die Frau sofort nach der Ausstoßung Abstilltabletten erhält. Die moderne Behandlung sieht eine Einmalgabe einer Tablette vor, manchmal muss die Therapie über 14 Tage fortgeführt werden.

5.3.4 Schwangerschaftsabbruch nach der 21. Schwangerschaftswoche

Vor der 21. SSW sterben alle Kinder während der Geburt und werden tot geboren. Nach der 21. SSW besteht grundsätzlich eine Lebensfähigkeit des Kindes. Dieser Zeitraum markiert also eine ganz besondere medizinische und emotionale/ethische Grenze!

Ein Schwangerschaftsabbruch ab dieser Zeit, durchgeführt wie oben beschrieben, könnte also zur Geburt eines lebenden Menschen führen. Wird ein Kind aber lebend geboren, dann hat die Medizin aus rechtlichen, wie ethischen Gründen die Pflicht, „alles" für das Leben zu tun. Dies könnte bedeuten, dass ein Kind intensivmedizinisch versorgt werden muss, um das Leben zu retten. (Bei schweren, möglicherweise sogar kombinierten Fehlbildungen, welche ein längeres Leben offensichtlich unmöglich machen, kann der Kinder-Intensivmediziner aus ethischen Gründen möglicherweise auf den Einsatz von lebenserhaltenden Maßnahmen verzichten. Dies jedoch liegt in dessen Ermessen und sollte unbedingt vor einer Abortinduktion besprochen werden).

Wegen vieler Gesichtspunkte ist die Geburt eines lebenden Kindes in diesem Kontext extrem schwierig:

- Erstens einmal durfte das Kind nicht leben. Es bestand die Indikation zum Abbruch! Der Abbruch war gewollt und wurde herbeigeführt. Es gab gute Gründe dafür. Der „misslungene" Schwangerschaftsabbruch stürzt die betroffene Frau und deren Familie in ärgste Konflikte.
- Zweitens handelt es sich um eine extreme Frühgeburt mit erheblichen zusätzlichen Risiken für das Kind. In einem solchen Fall ist kaum noch zu vermeiden, dass ein Kind, welches ja wahrscheinlich grundsätzlich mit bestehenden Fehlbildungen oder einer Chromosomenstörung sehr krank ist (Ausnahme: Abbruch wegen Gefährdung der Mutter selbst), durch die Frühgeburtlichkeit an der Grenze der Lebensfähigkeit zusätzlich geschädigt wird.

- Drittens entsteht für den abbrechenden Arzt ein erhebliches juristisches Problem, weil er den „Behandlungsvertrag" nicht erfüllt hat. Hierzu gibt es auch in Deutschland gerichtliche Entscheidungen. Der bekannteste Fall betrifft Tim, das sogenannte „Oldenburger Baby". Tim hatte ein Down-Syndrom. Die Schwangerschaft der Mutter wurde 1997 in der 25. SSW wegen des Down-Syndroms ohne vorherigen Fetozid durch Wehenanregung abgebrochen. Nach der Geburt des lebenden und etwa 700 g schweren Jungen wurde dieser über mehrere Stunden nicht ärztlich versorgt. Erst als der Tod nicht eintrat, begann die medizinische Therapie der Frühgeburtlichkeit. Man geht davon aus, dass durch diese Tatsache weitere Schäden verursacht wurden. Die Indikation zum Schwangerschaftsabbruch wurde gestellt, weil die Mutter für den Fall der Ablehnung ihres Wunsches nach einem Abbruch mit Selbstmord gedroht hatte. Tim wurde 1998 in eine Pflegefamilie vermittelt und war geistig und motorisch behindert. Durch Fördermaßnahmen konnte seine Situation gebessert werden. Die Eltern (und Nebenkläger) klagten gegen das Krankenhaus und den Arzt, Urteile sind ergangen. Die leibliche Mutter nahm sich ca. 6 Jahre nach Timms Geburt das Leben. Der Fall des „Oldenburger Babys" nahm sehr breiten Raum in der öffentlichen Diskussion ein und wurde zum Synonym in der Debatte um späte Schwangerschaftsabbrüche und deren Bedeutung in rechtlicher und ethischer Sicht. Am 04.01.2019 ist Tim verstorben.

Kommentar von Tobias Trappe

Überlebt das Kind den Abbruch, tritt eine „Situation" ein, die rechtlich ebenso unbewältigt ist, wie sie „ethisch" an eine wirklich letzte Grenze führt. Der Philosoph Hans Jonas hat das Neugeborene als das zeitlose Urbild aller Verantwortung bezeichnet: Denn hier richte ein „Sein" schon durch sein bloßes Atmen ein „Soll" an die Umwelt, nämlich: Sich seiner anzunehmen. Unwidersprechlich, nicht: unwiderstehlich, nennt Jonas diese unmittelbare Evidenz: „Sieh hin und du weißt." Vor dieser Evidenz stehen Eltern, Ärzte und Schwestern. Sie lässt sich, glaube ich, nicht wegargumentieren. Sie ist da. Schreiend-atmend-schweigendstumm.

Um zu vermeiden, dass ein Kind lebend geboren wird, muss also dafür gesorgt werden, dass der Fetus vor Einleitung der Geburt verstorben ist. Erst, wenn dies sichergestellt ist, kann die Geburt, wie oben beschrieben angeregt werden.

Prinzipiell erlaubt die gesetzliche Lage den Schwangerschaftsabbruch bis zum Einsetzen der natürlichen Wehentätigkeit am Entbindungstermin. Der Gesetzgeber setzt hier keine Frist. In praxi wird dieses aber kaum vorkommen.

Schwere Erkrankungen werden spätestens im mittleren Drittel der Schwangerschaft erkannt, oder sie werden gar nicht festgestellt. Mit Eintritt der Spätschwangerschaft sind die Bedingungen des Ultraschalls so schlecht, dass schwere Erkrankungen kaum noch diagnostiziert werden können. Die Zeit der pränatalen Diagnostik von Fehlbildungen und Chromosomenstörungen ist dann vorüber. Die Diagnostik ändert die Intention und Zielrichtung. Es geht fast ausschließlich noch um die Behandlung von Schwangerschaftskomplikationen. Eine „mütterliche Indikation" wegen Erkrankung, beispielsweise eines Herzfehlers der Mutter, verliert ihre Plausibilität, wenn das Kind lebensfähig ist und bis in ein höheres Schwangerschaftsalter „gebracht" worden ist. Dann kann die Entbindung vorzeitig erfolgen, mit besten Chancen für das Kind. Schwangerschaftsabbrüche nach der 28. SSW kommen so gut wie nicht vor.

5.3.5 Möglichkeiten der Durchführung

Vor der Wehenanregung wird dem Kind eine Lösung aus Kaliumchlorid in die Nabelschnur oder direkt in das Herz injiziert. Dies nennt man „Fetozid". Das Medikament bewirkt, dass die Reizleitung im Herzen blockiert wird und es aufhört zu schlagen. Weiters bewirkt die Lösung (so weiß man aus der Erwachsenenmedizin) eine Sedierung und gewisse Betäubung. Innerhalb von wenigen Minuten ist das Kind verstorben. Die Punktion wird unter Ultraschallsicht durchgeführt. In aller Regel reicht eine einmalige Gabe aus. Wenn in Kontrollen über einen längeren Zeitraum kein Herzschlag mehr nachgewiesen werden kann, kann am selben Tag mit der Wehenanregung begonnen werden.

Es gibt eine weitere Möglichkeit des Fetozids: Dabei wird eine Lösung aus einem Medikament in die Fruchthöhle gegeben, die das Kind über einen längeren Zeitraum versterben lässt und gleichzeitig zu einer Wehentätigkeit führt. Die Injektion ist für den Arzt technisch einfacher, nach der Applikation muss die Schwangere aber 24 h abwarten, bis die Geburt eingeleitet werden kann. Vor allem aus ethischen Gründen, aber auch aus Sicherheitsgründen, wird diese Möglichkeit in Deutschland kaum noch praktiziert.

Der Abbruch nach dem Beginn der Lebensfähigkeit ist für Frauen und deren Familien besonders schwer. Es wird nicht nur die Grenze des Lebens überschritten, auch eine ethische Grenze wird grundsätzlich verletzt. Allerdings gibt es dabei einen erwähnenswerten psychologischen Aspekt:

Offenbar kann es einer Schwangeren helfen, den Abbruch zu verarbeiten, wenn ein Fetozid durchgeführt wurde. Diesen hat nämlich der Arzt durchgeführt und nicht die Schwangere selbst. Der Arzt also hat vordergründig den „aktiven" Anteil übernommen und den Tod unmittelbar herbeigeführt, was aus psychologischer Sicht etwas Last von den Schultern der Mutter nimmt. Nicht immer, aber in einigen Fällen kann dieser psychologische Effekt beobachtet werden. Für den durchführenden Arzt bedeutet die Durchführung eines Fetozids eine enorme Belastung.

5.3.6 Andere Indikationen für einen „Fetozid"

In höheren Mehrlingsschwangerschaften kann in Einzelfällen der „Fetozid" diskutiert werden. Dies sind ausschließlich Fälle, in denen die Anzahl der Kinder selbst zu einer generellen Gefährdung der Schwangerschaft und damit aller Kinder führt. Die Komplikationsrate bei Vierlingen beispielsweise ist derart hoch, dass das Überleben aller Kinder infrage steht. In diesem Falle kann der Fetozid bei einem Kind durchgeführt werden, um die anderen Kinder zu retten. Man nennt dies „Embryoreduktion" – ein ethisch-rechtlich und psychologisch sehr schwieriges Thema. Welches Kind soll für die anderen geopfert werden? Warum soll ein gesundes Kind geopfert werden?

Die Frage der Embryoreduktion stellt sich heutzutage kaum noch, weil die höhergradigen Mehrlingsschwangerschaften kaum noch entstehen. Dies hängt mit der Übereinkunft der Zentren für Reproduktionsmedizin zusammen, die aussagt, dass grundsätzlich lediglich 2 Embryonen bei der künstlichen Befruchtung eingesetzt werden sollen. Der spontane, natürliche Eintritt von Vierlingsschwangerschaften ist sehr unwahrscheinlich.

Wenn bei einer Mehrlingsschwangerschaft eines der Kinder krank ist, kann ebenfalls ein Fetozid infrage kommen.

Hierfür muss eine Indikation zum Schwangerschaftsabbruch gestellt werden. Damit müssen die oben angegebenen Regeln zur Anwendung kommen.

Zu beachten ist aber grundsätzlich, dass der Eingriff selbst ein deutliches Risiko für das oder die anderen Kinder darstellt. Ein Fetozid oder eine Embryoreduktion kann zu einer Fehlgeburt aller Kinder führen.

Embryoreduktionen werden nur an bestimmten Zentren durchgeführt.

5.4 Medizinische, seelsorgerische und psychologische Hilfe bei einem Schwangerschaftsabbruch

Schmerzen bei einem frühen Schwangerschaftsabbruch sind zwar vorhanden, jedoch nur mäßig stark ausgeprägt. Es besteht gute Behandelbarkeit (s. o.). Bei einem Spätabbruch mit Geburtseinleitung treten wehenartige

Schmerzen auf, die durchaus stark sein können und behandlungsbedürftig sind. Sehr viele Frauen entscheiden sich für die Anlage einer rückenmarknahen Anästhesie, z. B. der Periduralanästhesie (PDA). Mithilfe der PDA kann eine komplette Schmerzfreiheit nahezu erreicht werden, außerdem kann eine anschließende Ausschabung in selbiger Betäubungsform durchgeführt werden. Hierdurch ist eine Narkose zumeist nicht nötig. Falls eine PDA nicht infrage kommt, kann mit sehr potenten Schmerzmitteln geholfen werden.

Sollte eine Frau „Rhesus-negativ" sein, ist unbedingt auf die Gabe einer entsprechenden Antikörpertherapie nach der Ausstoßung zu achten, um spätere Komplikationen bezüglich des komplizierten Blutgruppensystems zu verhindern.

Beruhigungsmittel sollten immer angeboten werden, letztendlich aber machen erfahrungsgemäß kaum Frauen davon Gebrauch (auch nicht deren Partner).

Ein Schwangerschaftsabbruch stellt sehr häufig einen psychischen Notfall dar oder kann sich zu einem solchen entwickeln. Insofern sollte jeder Schwangerschaftskonflikt sehr ernst genommen werden. Jeder Frau, welche sich zu einem Schwangerschaftsabbruch entschlossen hat, sollte eine psychologische oder seelsorgerische Hilfe angeboten werden. Insbesondere aber ein Spätabbruch bedarf einer sehr intensiven Betreuung, vor, während und lange Zeit nach dem Ereignis.

Der begleitete Akt des Gebärens scheint, wie schon gehört, in vielen Fällen hilfreich bezüglich der späteren Verarbeitung zu sein. Gleichbedeutend wichtig ist aber auch der unmittelbare und direkte Abschied vom Kind nach der „Geburt". Es wird in der Regel jeder Frau und jedem Paar empfohlen, das Kind anzusehen und einige Zeit mit dem Kind allein zu verbringen. So unvorstellbar dies für die Betroffenen vor der Geburt zu sein scheint, so wichtig ist dieser Abschied, nachdem „alles" geschafft ist. Die meisten Paare und Frauen verbringen viel Zeit mit dem toten Kind und empfinden dies als äußerst hilfreich. Viele Frauen kommen auch Tage später erneut in die Klinik, um das Kind nochmals zu sehen. Die allerwenigsten Frauen sehen das Kind nicht an. Für alle Fälle sollten vom Personal des Krankenhauses Fotografien vom Kind angefertigt werden, welche mit nach Hause genommen werden können oder in der Krankenakte zur späteren Abholung bereitliegen. In vielen Kliniken ist es möglich, das Kind, wenn gewünscht, „taufen" zu lassen. Streng genommen ist nach theologischen Regeln eine Taufe nach dem Tod nicht möglich. Dennoch wird in vielen Kliniken vom Krankenhausseelsorger (teils auch von katholischen Seelsorgern) ein ähnliches Ritual gestiftet (Segen). Dieser Akt hat für viele

Gläubige und weniger Gläubige eine sehr hohe tröstliche Bedeutung. Natürlich könnte auch ein Geistlicher einer anderen, nicht christlichen Religion hinzugezogen werden, wenn das entsprechende Glaubensrecht dies zulässt.

Eine professionelle psychologische und/oder seelsorgerische Betreuung sollte auch für die nächste Zeit nach der Entlassung gebahnt sein.

In den meisten Städten besteht die Möglichkeit der kostenfreien, anonymen Sammelbestattung. Falls dies einmal heimatortnah nicht möglich ist, kann man sich in der nächsten größeren Stadt erkundigen und das Kind eventuell dort beerdigen lassen. Eine selbst beauftragte Bestattung ist, falls gewünscht natürlich ebenfalls immer möglich. Die Kosten hierfür müssen selbst getragen werden.

Kommentar von Tobias Trappe:

Stillgeburt: Gänzlich verstummt, wer das erste Mal mit der Tatsache des Spätabbruchs konfrontiert wird. Der Fetozid, also die Tötung eines ungeborenen, aber prinzipiell lebensfähigen Kindes kann in Ausnahmesituationen – etwa bei Mehrlingsschwangerschaften – die einzige Möglichkeit sein, um überhaupt Leben zu retten.

Der sich verschiedentlich eingebürgerte Ausdruck „Stillgeburt" drückt etwas von der Sprachlosigkeit aus, mit der wir dieser Wirklichkeit gegenüberstehen. Was hier an Gefühlen und Bildern evoziert wird, reicht tief hinab in ein fast mythisches Dunkel, in welchem Leben, Liebe und Tod unentwirrbar ineinander verschlungen zu sein scheinen. Auch wenn man sich scheut es auszusprechen: Die Geburt zum Tod hat etwas Monströses, etwas, das alles Fassenkönnen übersteigt.

Unsere Hilflosigkeit diesem „Phänomen" gegenüber vertieft sich noch einmal angesichts der Frage, wie man mit solchen Totgeburten umgehen soll. Die Frage stellt sich zum einen mit Blick auf die Eltern. Jeder Tod ist antlitzlos, ungreifbar, anonym. Diese Gestaltlosigkeit, durch die der Tod allem menschlichen Begreifen eine unüberschreitbare Grenze setzt, ist beim Ungeborenen noch einmal potenziert, denn das Kind selbst hat ja noch gar keine eigentliche Gestalt für uns, kein echtes Gesicht, kein Profil: Es ist ein „No-body". In diese ganze dunkle Namenlosigkeit also finden sich die Eltern hineingeworfen.

Umso wichtiger kann für sie die direkte, leibliche Begegnung mit ihrem toten Kind sein. Das Ansehen und Halten des Kindes, das Mitnehmen von Fotos oder eines Fußabdruckes, die Namensgebung, eine Segnung, eventuell die individuelle Bestattung sind Weisen, wie der Tod ein Stück Kontur gewinnt und damit auch einen echten Trauer- und Abschiedsprozess auslösen kann.

An dieser Stelle offenbart die ganze Diskussion um den Schwangerschaftsabbruch noch einmal, dass und wie wir es hier mit Fragen und Phänomenen zu tun haben, denen niemand mehr gewachsen ist.

Anhang

© Der/die Herausgeber bzw. der/die Autor(en), exklusiv lizenziert durch Springer-Verlag
GmbH, DE, ein Teil von Springer Nature 2022
J. Pagels, *Schwangerschaftsvorsorge und Pränataldiagnostik*,
https://doi.org/10.1007/978-3-662-64183-5

Formulare

Ärztliches Dokumentationsformular

Dokumentationsformular bei pränataldiagnostischem Hinweis auf kindliche Gesundheitsschädigungen[1]

Anforderung an die Aufklärung und Beratung bei dringendem Hinweis auf eine Schädigung der körperlichen oder geistigen Gesundheit des Kindes (gemäß § 2a Abs. 1 Schwangerschaftskonfliktgesetz)[2]

Bei Frau _____, geb. am _____

Liegt eine Schwangerschaft mit der Schwangerschaftsdauer von _____ vollendeten Wochen vor.

Nach pränataldiagnostischen Maßnahmen liegen dringende Hinweise für die Annahme einer körperlichen oder geistigen Gesundheitsschädigung des Kindes vor.

Der/die die Diagnose über die körperliche oder geistige Gesundheitsschädigung des Kindes mitteilende Arzt/Ärztin ist:

_____

Die Mitteilung der Diagnose erfolgte am _____

Der Arzt/die Ärztin _____ hat die Patientin über die medizinischen und psychosozialen Aspekte,

die sich aus dem Befund ergeben, am _____ beraten. Die eingehende Beratung hat medizinische, psychische und soziale Fragen sowie Möglichkeiten zur Unterstützung bei psychischen und physischen Belastungen mit eingeschlossen. Die Beratung erfolgte in allgemein verständlicher Form und ergebnisoffen.

Folgende Ärzte/Ärztinnen wurden hinzugezogen, die mit dieser Gesundheitsschädigung bei geborenen Kindern Erfahrung haben: _____.

Es wurde Informationsmaterial der Bundeszentrale für gesundheitliche Aufklärung (BzgA) ausgehändigt, in dem Kontaktadressen von psycho-sozialen Beratungsstellen, Selbsthilfegruppen, Verbände von Eltern behinderter Kinder und Behindertenverbände enthalten genannt.

Der Hinweis an die Patientin auf den Anspruch auf weitere und vertiefende psychosoziale Beratung nach § 2 Abs. 1 Satz 4 SchKG ist am _____ erfolgt.

☐ Die Vermittlung zu folgenden psychosozialen Beratungsstellen _____

und zu folgenden Selbsthilfegruppen _____

oder Behindertenverbänden _____

ist am _____ erfolgt.

oder

☐ Die Patientin möchte keine Vermittlung an eine Beratungsstelle und/oder eine Selbsthilfegruppe und/oder einen Behindertenverband in Anspruch nehmen.

Unterschrift (Arzt/Ärztin, der/ die der Schwangeren die Diagnose der kindlichen Gesundheitsschädigung mitteilt)

[1]Achtung: Bei genetisch bedingten Gesundheitsschädigungen gibt es weitere Aufklärungs-, Beratungs- und Dokumentationspflichten nach dem Gendiagnostikgesetz.

[2]uszufüllen von dem Arzt/ der Ärztin, der/die der Schwangeren die Diagnose mitteilt. Zur eigenen Dokumentation und zur Vorlage beim Arzt/ bei der Ärztin, der/ die die schriftliche Feststellung der Indikation zum Schwangerschaftsabbruch nach § 218a Abs.2 StGB trifft.

Formulare zur Beratung und Dokumentation gemäß § 218a Abs. 2 StGB, Stand 7. Dezember 2009, DGGG

Bestätigung der Schwangeren
bei Hinweis auf Schädigung der Gesundheit des Kindes

Schriftliche Bestätigung der Schwangeren über die Beratung und Vermittlung bei dringendem Hinweis

auf eine Schädigung der körperlichen oder geistigen Gesundheit des Kindes sowie über Beratung

und Vermittlung im Falle eines Schwangerschaftsabbruchs (nach § 2a Abs. 1 und 2 Schwangerschaftskonfliktgesetz

bei einer Indikation zum Schwangerschaftsabbruch nach § 218 a Abs.2 StGB)[3]

☐ Ich, Frau _____, bestätige die ärztliche Beratung über die medizinischen und

psychosozialen Aspekte, die sich aus dem Befund ergeben, (d.h. über die möglichen medizinischen, psychischen und

sozialen Fragen sowie über die Möglichkeiten zur Unterstützung bei physischen und psychischen Belastungen) (§ 2a Abs. 1

SchKG) durch den Arzt/die Ärztin, der/die mir die Diagnose mitgeteilt hat, Herrn/Frau

_____ am _____

☐ Ich bestätige, dass weitere Ärzte, die mit dieser Gesundheitsschädigung bei geborenen Kindern Erfahrung haben,

hinzugezogen worden sind: _____ (Wer/Wann)

☐ Ich bestätige, dass ich über den Anspruch auf weitere und vertiefende Beratungen durch psycho-soziale Beratungsstellen

durch den Arzt/die Ärztin informiert wurde.

☐ Ich bestätige die Vermittlung an:

O psycho-soziale Beratungsstellen nach § 3 SchKG _____

O Selbsthilfegruppen _____ _____

O Verbände von Eltern behinderter Kinder und Behindertenverbände

☐ Ich bestätige die Aushändigung von Informationsmaterial, in dem Kontaktadressen von psycho-sozialen Beratungsstellen,

Selbsthilfegruppen, Verbände von Eltern behinderter Kinder und Behindertenverbände enthalten sind.

☐ Ich bestätige die Aufklärung und Beratung über medizinische und psychische Aspekte eines Schwangerschaftsabbruchs

(Beratung über die Bedeutung des Eingriffs, insbesondere über Ablauf, Folgen, Risiken und mögliche physische und

psychische Auswirkungen).

☐ Ich erkläre den Verzicht auf

O Vermittlung an psycho-soziale Beratungsstellen

O Vermittlung an und Selbsthilfegruppen

O Vermittlung an Verbände von Eltern behinderter Kinder oder Behindertenverbände

O Informationsmaterial

,_____

Ort/_Datum Unterschrift Patientin

☐ Ich erkläre den Verzicht auf

O die ärztliche Beratung, die Beratung über die medizinischen und psychosozialen Aspekte, die sich aus dem Befund

ergeben (d.h. über die möglichen medizinischen, psychischen und sozialen Fragen sowie über die Möglichkeiten zur Unterstützung bei physischen und psychischen Belastungen) (§ 2a Abs. 1 SchKG),

O die Beratung über medizinische und psychische Aspekte eines Schwangerschaftsabbruchs (Beratung über die

Bedeutung des Eingriffs, insbesondere über Ablauf, Folgen, Risiken und mögliche physische und psychische

Auswirkungen).[4]

_____

Ort/Datum Unterschrift Patientin

☐ Die Patientin lehnt die Aufklärung und Beratung ab.

_____

Ort/Datum Unterschrift Arzt/Ärztin,

der/ die die Indikation zum Abbruch stellt

[3]Auszufüllen durch die Schwangere; wegen § 2a Abs. 3 Schwangerschaftskonfliktgesetz nicht vor Ablauf der Bedenkzeit auszustellen. Muss nicht

ausgefüllt werden, wenn kein Schwangerschaftsabbruch infrage kommt. Achtung: Bei genetisch bedingten Gesundheitsschädigungen gibt es

weitere Aufklärungspflichten nach dem Gendiagnostikgesetz.

[4]Gem. § 2a Abs. 3 Schwangerschaftskonfliktgesetz kann die Schwangere auf die Beratung und die Vermittlung nach § 2a Abs. 1 und 2

verzichten, dies aber nicht vor Ablauf der Bedenkzeit schriftlich bestätigen.

Formulare zur Beratung und Dokumentation gemäß § 218a Abs. 2 StGB, Stand 7. Dezember 2009, DGGG

Bestätigung der Schwangeren

(Kein Hinweis auf Schädigung der Gesundheit des Kindes)

Schriftliche Bestätigung der Schwangeren über Beratung und Vermittlung im Falle des

Vorliegens der Voraussetzungen für einen Schwangerschaftsabbruch nach § 218a

Abs. 2 StGB (Beratung und Aufklärung unabhängig von einer kindlichen

Gesundheitsschädigung)

☐ Ich, Frau _____, bestätige die Aufklärung und Beratung über medizinische

und psychische Aspekte eines Schwangerschaftsabbruchs (Beratung über die Bedeutung des Eingriffs, insbesondere über

Ablauf, Folgen, Risiken und mögliche physische und psychische Auswirkungen) am _____

☐ Ich bestätige dass ich über den Anspruch auf weitere und vertiefende Beratung durch

psychosoziale Beratungsstellen durch den Arzt/ die Ärztin informiert wurde.

☐ Ich bestätige die Vermittlung an eine psycho-soziale Beratungsstelle.

oder

☐ Ich wünsche keine Vermittlung an eine psycho-soziale Beratungsstelle.

_____

Ort/Datum Unterschrift Patientin

☐ Ich lehne die Aufklärung und Beratung durch den Arzt/ die Ärztin ab.

_____

Ort/Datum Unterschrift Patientin

☐ Die Patientin lehnt die Aufklärung und Beratung ab.

_____

Ort/Datum Unterschrift Arzt/Ärztin,

der/ die die Indikation zum Abbruch stellt

Formulare zur Beratung und Dokumentation gemäß § 218a Abs. 2 StGB, Stand 7. Dezember 2009, DGGG

Ärztliche schriftliche Feststellung

Schriftliche Feststellung zum Schwangerschaftsabbruch nach § 218a Abs. 2 StGB[5]

Ich _____ stelle die Indikation

bei Frau _____, geb. _____

zum Abbruch der Schwangerschaft (Schwangerschaftsdauer in vollendeten Wochen: _____)

aus medizinischen Gründen nach § 218a Abs. 2 StGB am _____.

Der Abbruch der Schwangerschaft ist unter Berücksichtigung der gegenwärtigen und zukünftigen Lebensverhältnisse der

Schwangeren nach ärztlicher Erkenntnis angezeigt, um eine Gefahr für das Leben oder die Gefahr einer schwerwiegenden

Beeinträchtigung des körperlichen oder seelischen Gesundheitszustandes der Schwangeren abzuwenden, und die Gefahr kann

nicht auf eine andere für sie zumutbare Weise abgewendet werden.

☐   Ein pränataldiagnostischer Befund beim Kind lag vor. Dieser wurde der Patientin am _____ vom Arzt/ von der Ärztin

Herr/ Frau _____ mitgeteilt.

Ich habe die Patientin über die medizinischen und psychischen Aspekte eines Schwangerschaftsabbruchs am

_____ beraten und über den Anspruch der Schwangeren und ihres Partners auf weitere und vertiefende
Beratung

durch psychosoziale Beratungsstellen nach § 2 SchKG informiert.

☐   Im Einvernehmen mit der Schwangeren wurde ein Kontakt zu einer Beratungsstelle am _____ vermittelt.

☐   Die Patientin wünscht keine Vermittlung an eine psychosoziale Beratungsstelle.

Nach **Ablauf einer mindestens dreitägigen Bedenkzeit** wurde bei der schriftlichen Feststellung der

medizinischen Indikation eine schriftliche Bestätigung der Schwangeren über die Beratung und Vermittlung nach § 2a Abs. 1

und/oder Abs. 2 SchKG oder über den Verzicht darauf eingeholt.

_____

Ort, Datum Unterschrift/Indikation stellende/r Arzt/Ärztin

[5]Auszufüllen von dem Arzt/ der Ärztin, der/ die die schriftliche Feststellung der Indikation zum Schwangerschaftsabbruch nach § 218a Abs.2 StGB

trifft. Zur Vorlage beim Arzt/ bei der Ärztin, der/ die den Schwangerschaftsabbruch vornimmt sowie zur eigenen Dokumentation.

Weblinks für weiterführende Informationen

Staatliche Angebote

Institution	Angebot	Web-Adresse
Beauftragte der Bundes-regierung für die Belange der Behinderten	Linksammlung zu Selbst-hilfegruppen und Ver-bänden	www.behindertenbeauf-tragte.de
Bundesministerium für Arbeit und Soziales	Information zu Sozial-leistungen für Behinderte	www.bmas.de
Bundesministerium für Familie, Senioren, Frauen und Jugend	Informationen zu Schwangerschaft, Behinderung	www.bmfsfj.de

Staatliche Angebote

Institution	Angebot	Web-Adresse
Bundeszentrale für gesundheitliche Aufklärung	Gutes Angebot zu allgemeinen und speziellen Fragen. Sehr empfehlenswert!	www.bzga.de

Schwangerschaftsberatungsstellen

Institution	Angebot	Web-Adresse
Bundeszentrale für gesundheitliche Aufklärung	Übersicht und Links zu Beratungsstellen	www.familienplanung.de www.schwanger-info.de www.artemis.bzga.de
Arbeiterwohlfahrt	Allgemeine und spezielle Beratung	www.awo.org
Deutscher Caritasverband e. V.	Allgemeine und spezielle Beratung	www.caritas.de
Deutscher Paritätischer Wohlfahrtsverband e. V.	Allgemeine und spezielle Beratung	www.paritaet.org
Diakonisches Werk der Evangelischen Kirche	Allgemeine und spezielle Beratung	www.diakonie.de
Donum Vitae e. V.	Allgemeine und spezielle Beratung	www.donumvitae.org
Deutsches Rotes Kreuz e. V.	Allgemeine und spezielle Beratung	www.drk.de
Evangelische Konferenz zur Familien- und Lebensberatung	Allgemeine und spezielle Beratung	www.ekful.de
Pro familia	Allgemeine und spezielle Beratung	www.profamilia.de
Sozialdienst katholischer Frauen	Allgemeine und spezielle Beratung	www.skf-zentrale.de

Hebammen

Institution	Angebot	Web-Adresse
Deutscher Hebammenverband e. V.	Information zur Hebammenhilfe	www.hebammenverband.de
Bund freiberuflicher Hebammen Deutschlands e. V.	Listen freiberuflicher Hebammen	www.bfhd.de

Information zu Behinderung/Krankheit des Kindes

Institution	Angebot	Web-Adresse
Achse e. V.	Netzwerk von Patientenorganisationen, Information und Hilfe bei chronischen Erkrankungen	www.achse-online.de

Information zu Behinderung/Krankheit des Kindes

Institution	Angebot	Web-Adresse
Bundesarbeitsgemein-schaft Gemeinsam leben – gemeinsam lernen e. V.	Beratung von Menschen mit Behinderung	www.gemeinsamleben-gemeinsamlernen.de
Bundesverband Evangelische Behinderten-hilfe e. V.	Frühförderung, Beratungs-stellen, Kliniken	www.beb-ev.de
Bundesverband für körper- und mehrfachbehinderte Menschen e. V.	Vielfältiges Beratungsan-gebot	www.bvkm.de
Bundesvereinigung Lebens-hilfe für Menschen mit geistiger Behinderung e. V.	Informations- und Selbst-hilfevereinigung	www.lebenshilfe.de
Deutsche Behindertenhilfe – Aktion Mensch e. V.	Informationsportal	www.aktion-mensch.de
Interessenvertretung Selbstbestimmt Leben in Deutschland e. V.	Institution berät und wird von behinderten Menschen selbst getragen	www.isl-ev.de
Kindernetzwerk e. V.	Adress- und Datenbank zu chronischen Erkrankungen und Behinderungen	www.kindernetzwerk.de
Vereinigung für Interdisziplinäre Früh-förderung e. V.	Information zu Anlauf-stellen mit Fachpersonal	www.freuhfoerderung-viff.de

Selbsthilfe

Institution	Angebot	Web-Adresse
Bundesarbeitsgemeinschaft Selbst-Hilfe e. V.	Datenbank	www.bag-selbsthilfe.de
NAKOS	Datenbank	www.nakos.de
Arbeitsgemeinschaft Spina bifida und Hydrocephalus	Information, Vermittlung, Seminare	www.asbh.de
Bundesverband Herz-kranker Kinder e. V.	Information, Kontaktver-mittlung, Erfahrungs-berichte	www.herzkranke-kinder-bvhk.de
Bundesverband Klein-wüchsige Menschen und ihre Familien e. V.	Rat und Hilfe	www.kleinwuchs.de
Deutsche Klinefelter-Syndrom-Vereinigung e. V.	Hilfe und Vermittlung von Informationen	www.klinefelter.de
Deutsche Ullrich-Turner-Syndrom-Vereinigung e. V.	Informationen zum Thema	www.turner-syndrom.de
Deutsches Down-Syndrom InfoCenter	Information zum Thema	www.ds-infocenter.de
Elternhilfe für Kinder mit Rett-Syndrom e. V.	Information zum Thema	www.rett.de

Selbsthilfe		
Institution	**Angebot**	**Web-Adresse**
LEONA e. V.	Information für Eltern von Kindern mit Chromosomenstörungen	www.leona-ev.de
Mukoviszidose e. V. Selbsthilfevereinigung für Lippen-Gaumen-Fehlbildungen e. V.	Information und Hilfe Beratung, Seminare	www.muko.info www.lkg-selbsthilfe.de

Hilfe bei Fehlgeburt oder Tod des Kindes		
Institution	**Angebot**	**Web-Adresse**
Bundesverband Verwaiste Eltern in Deutschland e. V.	Begleitung, Beratung, Information, Hilfe	www.veid.de
Initiative REGENBOGEN „Glücklose Schwangerschaft" e. V.	Persönliche Hilfe, Information	www.initiative-regen-bogen.de

Hilfe vor und nach Pränataldiagnostik		
Institution	**Angebot**	**Web-Adresse**
Beratungsstelle PUA	Beratungsstelle, Begleitung von Risikoschwangerschaften	pua@diakonie-wuerttemberg.de
Cara – Beratungsstelle zu Schwangerschaft und vorgeburtlicher Diagnostik	Information und Beratung	www.cara-beratungsstelle.de
Katharina Kasper-Stiftung	Beratung in der Schwangerschaft, Begleitung von Eltern mit behindertem Kind, oder von Eltern, die ein Kind verloren haben	www.katharina-kasper-stiftung.de
Netzwerk gegen Selektion durch Pränataldiagnostik	Kritische Haltung gegenüber Pränataldiagnostik	www.netzwerk-praenataldiagnostik.de

Alle Adressen können bei der Bundeszentrale für gesundheitliche Aufklärung (BzgA) nachgelesen werden. Es besteht kein Anspruch auf Vollständigkeit.

Glossar

3D Räumliche Darstellung des Kindes im Standbild

4D Räumliche Darstellung des Kindes im bewegten Bild

AFP Alfa-Fetoprotein, ein Eiweißstoff in der Zellbiologie

Amnion Eihaut. Diese umschließt den Fetus und beinhaltetzusätzlich die Nabelschnur und das Fruchtwasser.

Amniozentese Fruchtwasserentnahme

Anenzephalus Letale Fehlbildung mit Störung der Schädelverknöcherung

Biochemie Blutwertbestimmung. Im Rahmen des ETS wird bei der Mutter das Eiweiß **PAPP-A** und das Hormon **freies β-HCG** bestimmt.

Chromosom Träger der Gene. Befinden sich in den meisten Körperzellen.

Chorionzotten Plazentares Gewebe, welches zum Zwecke dergenetischen Untersuchung biopsiert werden kann

CTG Herzton-Wehen-Registrierung. Methode zur Überwachung des Kindes und der Wehentätigkeit von der Bauchdecke aus

DiDi's (kein Fachterminus!) Gemeint sind Zwillinge mit getrennter Plazenta und getrennter Fruchthöhle

Doppler Blutflussmessung zu diagnostischen Zwecken

Dottersack Embryonale Struktur, welche sich im Verlauf derSchwangerschaft zurückbildet

Dysfunktion Gestörte Funktion

Dysplasie Fehlerhafte, gestörte Organausbildung, z. B. **Hüftdysplasie**

Embryo Leibesfrucht bis zur 9. SSW

Endoskopie „Schlüsselloch-Operation"

Ergüss Flüssigkeitsansammlung in vorbestehender Körperhöhle

© Der/die Herausgeber bzw. der/die Autor(en), exklusiv lizenziert durch Springer-Verlag GmbH, DE, ein Teil von Springer Nature 2022
J. Pagels, *Schwangerschaftsvorsorge und Pränataldiagnostik*,
https://doi.org/10.1007/978-3-662-64183-5

ETS Untersuchung in der Frühschwangerschaft mit dem Ziel der frühen Diagnose von fetalen Störungen. Synonym: **Nackentransparenzmessung.**

Fetozid Abtöten eines Fetus im Mutterleib durch Einspritzung von Substanzen

Fetus Ungeborenes ab etwa der 9. SSW

FISH-Test Fluoreszenz-in-situ-Hybridisierung; eine Methode in derZellbiologie zum Nachweis von Substraten

Gastroschisis Spaltbildung im Bereich der Bauchwand, wobei sich Darmanteile im Fruchtwasser befinden

Gen Erbgut, Erbsubstanz

Genom Gesamtheit der Gensubstanz

Genschere Molekularbiologische Methode zur Reparatur von kranken Genen (KRISP-Cas)

HCG Schwangerschaftshormon

Hernie „Bruch", mit Durchtritt von Organen durch eine Bruchpforte

Hormon Botenstoff des Körpers mit spezieller Funktion

Humangenetiker Ärzte/Ärztinnen, die im Labor dasErbgutes untersuchen; führen genetische Beratungendurch

Hydronephrose Nierenstau

Hydrozephalus Erweiterung der Hirnwasserkammern, „Wasserköpfchen"

Indikation „Heilanzeige", Grund zur Anwendung einer bestimmtenHeilmethode

Insuffizienz „Schwäche", hier: schleichende, in der Regel auchzunehmende Fehlfunktion der Plazenta

Konsanguin „Gemeinsames Blut", hier Verwandtenehe

Marker Hinweiszeichen

MoDi's (kein Fachterminus!) Gemeint sind Zwillinge mitgemeinsamer Plazenta und getrennten Fruchthöhlen

MoMo's (kein Fachterminus!) Gemeint sind Zwillinge mitgemeinsamer Plazenta und gemeinsamer Fruchthöhle

MRT (Synonym: **Kernspintomografie**) Bildliche Darstellung von Strukturen mittels elektromagnetischer Wellen

Muttermund Gebärmutterausgang, **Zervix**

NIPT Nichtinvasiver Pränataltest aus dem mütterlichen Blut

NT Nackentransparenz, ein Marker für viele Störungen dernormalen Entwicklung des Kindes im Mutterleib

Omphalozele Bruchsack im Bereich der Bauchwand, der Darm, Leber u. a. Organe enthalten kann

Parvo B19 Virus, Erreger der Ringelröteln

Pathologisch Krankhaft

PCR Polymerasekettenreaktion; eine zellbiologischeUntersuchungsmethode

PDA Periduralanästhesie, „Rückenmarkspritze"

Perforation Durchstechung, hier: Gebärmutterverletzung bei einerOperation

Plazenta (Synonym: Mutterkuchen, Nachgeburt) Verbindungzwischen Mutter und Kind in der Gebärmutter

PND Pränataldiagnostik

Polyhydramnion Erheblich vermehrte Fruchtwassermenge

Pränatal Vorgeburtlich

Prävalenz Angabe für die Häufigkeit einer Erkrankung

RDS-Prophylaxe „Respiratory Distress Syndrom", Lungenreifetherapie bei Frühgeburtsgefahr

Rhesus Blutgruppeneigenschaft

Screening Reihenuntersuchungen zur ungezielten, frühzeitigenÜberprüfung der Gesundheit

Spina bifida Fehlbildung mit Defekt im Bereich der Wirbelsäule, „offener Rücken"

SSL (Synonym: **CRL**) Scheitel-Steiß-Länge des Fetus

SSW Schwangerschaftswoche

Symptom Ausdruck einer Erkrankung/Schädigung

Syndrom Erkrankung, variabler Ausprägung mit demAufeinandertreffen verschiedener **Symptome**

Toxoplasmose Infektionskrankheit, welche das Ungeborene schädigen kann

Triple-X Syndromale Erkrankung, bei der die Mädchen drei statt der üblichen zwei X-Chromosomen aufweisen

Trisomie 21 Chromosomenstörung, wobei das Chromosom Nr. 21 dreimal in den Körperzellen vorhanden ist (statt wie üblich nur zweimal). Es handelt sich um ein **Syndrom.** Synonym: **Down-Syndrom** oder Morbus Down

Trisomie 18 Chromosomenstörung, wobei das Chromosom Nr. 18 dreimal vorhanden ist (statt wie üblich nur zweimal), Synonym: Edwards-Syndrom

TTTS Twin-Twin-Transfusion-Syndrom, Zwillingstransfusionssyndrom

Turner-Syndrom (Synonym: **Ullrich-Turner-Syndrom**) Mädchen/Frauen mit lediglich einem X-Chromosom, wobei das zweite X-Chromosom fehlt

Ultraschall (Synonym: **Sonografie**) Bildliche Darstellung von Strukturen mittels ausgesendeter und reflektierter Ultraschallwellen

Uterus Gebärmutter

VSD (Vorhofseptumdefekt) Herzfehler, bei dem der Defekt in der Scheidewand zwischen den Herzkammern liegt.

Vitium Fehler, hier Herzfehler (Herzvitium)

Vorhofseptumdefekt (VSD) Herzfehler bei dem der Defekt in der Scheidewand zwischen den Vorhöfen des Herzens liegt.

X-Chromosom Geschlechtschromosom; Mädchen haben zwei davon.

Y-Chromosom Geschlechtschromosom; Jungen haben ein Y-Chromosomund ein X-Chromosom.

Stichwortverzeichnis

J. Pagels, *Schwangerschaftsvorsorge und Pränataldiagnostik*,
https://doi.org/10.1007/978-3-662-64183-5

Printed in the United States
by Baker & Taylor Publisher Services